Leitgedanken zu Qigong Yangsheng in Kalligraphien von Jiao Guorui

Leitgedanken zu Qigong Yangsheng
in Kalligraphien von Jiao Guorui

焦国瑞书法中
气功养生学之主导思想

Übersetzung: Stephan Stein, Chu Hui-Lien
Herausgeberin: Gisela Hildenbrand

Medizinisch Literarische Verlagsgesellschaft mbH · Uelzen

Die Deutsche Bibliothek – CIP-Einheitsaufnahme
Ein Titeldatensatz für diese Publikation ist bei der Deutschen Bibliothek erhältlich.

© 2000 Medizinisch Literarische Verlagsgesellschaft mbH
Postfach 11 51/11 52, D-29501 Uelzen
E-Mail: ML.Verlag.Uelzen@t-online.de
http://www.mlverlag.de

Alle Rechte, insbesondere die des Nachdrucks, der Übersetzung, des Vortrags, der Radio- und Fernsehsendung und der Verfilmung sowie jeder Art der fotomechanischen Wiedergabe, der Telefonübertragung und der Speicherung in Datenverarbeitungsanlagen und Verwendung in Computerprogrammen, auch auszugsweise, vorbehalten.

ISBN 3-88136-203-7

Bild- und Textverarbeitung: Kurt Hildenbrand
Satz: DMS GmbH, 21335 Lüneburg
Druck: C. Beckers Buchdruckerei, 29525 Uelzen

## Vorwort

Prof. Jiao Guorui (1923-1997) war Arzt für Traditionelle Chinesische Medizin an der Akademie für TCM in Beijing. Im Rahmen seines umfassenden Verständnisses von Heilkunde konzentrierte sich sein Forschen und Schaffen vor allem auf die Bereiche des Yangsheng (Kultivierung des Lebens) und Qigong (Arbeit an und mit der Lebenskraft). Prof. Jiao Guoruis Lebenswerk, das LEHRSYSTEM QIGONG YANGSHENG (气功养生学 qigong yangsheng xue), stellt ein umfassendes System aus Theorie und Übungsmethoden zur Kultivierung des Lebens dar.

Im Spektrum der Übungsmethoden des Qigong Yangsheng werden die unterschiedlichen Kategorien, Schwerpunkte und Zugangswege zur Kultivierung der Lebenskraft berücksichtigt: Übungen-in-Ruhe (jinggong), Übungen-in-Bewegung (donggong) und die Methode der Induzierten Bewegung (youfagong). Insbesondere die Methode des Youfagong, von Prof. Jiao als Angelpunkt und Schmelztiegel aller Übungsformen bezeichnet, hat engste Beziehung zu Kunst und Inspiration.

Prof. Jiao lehrte viele Jahre in Deutschland und dokumentierte sein Lebenswerk in zahlreichen Schriften. Er verstand Qigong Yangsheng gleichermaßen als Wissenschaft und Kunst. Wissenschaftliches Denken und künstlerischer Ausdruck fanden bei ihm eine lebendige und überzeugende Verbindung. Dies zeigte sich in seiner Lehrtätigkeit auf vielfältige Weise - sei es im Rezitieren von Gedichten, in den Bewegungen eines Kranichspiels, in der Schaffung von Lehrversen und Merksätzen und in deren Aufzeichnung in Form von Kalligraphien.

Die Kalligraphien des vorliegenden Bandes hat Prof. Jiao unter dem Eindruck seiner Lehr- und Forschungstätigkeit in Deutschland geschrieben - für alle, die sich für Qigong Yangsheng interessieren, die es erlernen wollen, für die, die es üben, die sich dafür begeistern, die es anwenden und weitervermitteln.

Klar und einfach sind in den von Prof. Jiao kalligraphierten Worten, Gedichten und Merksätzen die Leitgedanken seines Lebenswerkes, des LEHRSYSTEMS QIGONG YANGSHENG, zum Ausdruck gebracht.

Zusammen mit dem 1993 veröffentlichten Lehrgedicht zu Qigong Yangsheng macht diese Sammlung von Kalligraphien die enge Verbindung der beiden Künste, Schriftkunst und Kunst der Lebenskultivierung, deutlich. Eine Verbindung, die aufzuzeigen Prof. Jiao stets am Herzen lag.

Bonn, Dezember 1999　　　　　　　　　　　　　　　Gisela Hildenbrand

# Jiao Guorui

## Mein Weg zu Kalligraphie, Malerei und Qigong

Ich wurde in einem wunderschönen Dorf im Kreis Fengrun der Provinz Hebei, China, geboren. Dieses Dorf befindet sich auf der Südseite des östlichen Yanshan-Gebirges, im Rücken die Große Mauer, im Osten das Bohai-Meer. Es handelt sich um eine Berggegend, die mehr als 200 km östlich von Peking an die Große Nordchinesische Ebene grenzt. Mehr als 300 Familien wohnen dort, mit Ausnahme von zwei Familien tragen alle den Namen Jiao. Deshalb nennt man das Dorf auch das „Dorf der Jiao-Familien" (Jiaojia zhuang 焦家庄).

Mein Onkel war ein weit und breit bekannter Arzt für Traditionelle Chinesische Medizin. Er beherrschte die innere Medizin ebenso wie die Akupunktur und Moxibustion in hervorragender Weise. Mein Onkel gründete eine Apotheke, der er den Namen „Apotheke der östlichen Langlebigkeit" gab. Von Kindheit an verbrachte ich viel Zeit mit meinem Onkel. Ohne es zu merken wurde ich tief beeinflußt von seiner außergewöhnlichen Heilkunst. Von klein an hegte ich eine große Liebe zu Blumen, Kräutern und Bäumen. Als ich sieben oder acht Jahre alt war, pflanzte ich gern Heilkräuter und Bergblumen. Deshalb nahm mich meine Mutter mit zum Fuße des Gebirges, um der kleinen chinesischen Schwertlilie (malin hua 马蔺花, auch lishi 蠡实 genannt) als meiner Patin Ehrerbietung zu bezeugen. Die kleine Schwertlilie wächst unbeugsam mit langwährender Lebenskraft und gilt deshalb als Symbol der Langlebigkeit.

Zum Drachenbootfest (am fünften Tag des fünften Mondmonats) haben wir den Blumen Obst und Kuchen als Opfergaben dargebracht und uns vor ihnen niedergekniet, um ihren Segen zu erbitten. Dies ist natürlich ein Ausdruck jahrtausendealter Sitten und Gebräuche; ich habe aber in meiner Kindheit nicht daran geglaubt. Die Blumen der kleinen Schwertlilie jedoch liebte ich von Herzen. Wenn ich heute daran denke, weiß ich nicht, welche Kraft am Werke war, ich wurde beinahe von der natürlichen Schönheit der Schwertlilie – ihrer Schlichtheit, Einfachheit, Vornehmheit und Reinheit – überwältigt. Die Begegnung mit der Schwertlilie ist vermutlich der Grund dafür, daß ich später eine große Vorliebe für Orchideen entwickelte, die der Schwertlilie ähneln.

Als ich meinen Onkel bei der Behandlung seiner Patienten beobachtete, fand ich kein besonderes Interesse an der Heilwirkung der Medikamente. Sie dienten der Heilung chronischer Erkrankungen und da gab es für mich nichts Besonderes zu bewundern. Die Heilwirkung von Akupunktur und Moxibustion jedoch erweckte meine

Neugier. Ich sah häufig, daß Patienten mit starken Bauchschmerzen oder - krämpfen auf einer Tür, die als Tragbahre benutzt wurde, zu meinem Onkel gebracht wurden. Nach seiner Nadelbehandlung verschwanden die Bauchschmerzen oft schlagartig und die Patienten konnten nach einer Viertelstunde die Praxis aufrecht gehend verlassen. In meiner kindlichen Seele habe ich meinen Onkel damals fast als übernatürliches Wesen betrachtet. In meiner Phantasie stellte ich mir oft vor, ich könnte eines Tages auch ein so guter Heilkundiger werden. Ich begann, kleine Lehmfiguren aus Schlamm herzustellen. Dann nahm ich harte Reisstrohhalme als Nadeln, um damit die Lehmfiguren zu akupunktieren. Als mein Onkel mich dabei zum ersten Mal beobachtete, war er sehr erfreut. Er hat dann viel Zeit und Mühe darauf verwendet, mir Akupunktur, Moxibustion und Heilkräuterkunde beizubringen. In meinem ganzen Verhalten, in meiner Sprache und in meinen Umgangsformen wurde ich unmerklich von meinem Onkel beeinflußt. Die Frauen meiner Brüder behaupteten, daß sogar meine Handbewegungen und meine Gangart denen meines Onkels glichen. Sie scherzten darüber und nannten mich „Der große Doktor". Ich war damals gut zehn Jahre alt.

Als ich die Grundschule besuchte, widmete ich mich mit Freude der Steinschnitzerei und dem Korbflechten. Damals schnitzte ich aus einem Stück Stein ein Weingefäß in Form eines Hahnes im Stil der Tang-Dynastie. Sogar die Federn des Hahnes waren deutlich zu erkennen. Diese Schnitzarbeit hatte fast all meine Freizeit während eines halben Jahres in Anspruch genommen. Mein Lehrer schätzte dieses Hahnen-Weingefäß hoch ein und ermutigte mich, an diesem Werk weiterzuarbeiten und es zu vollenden. Man kann sich leicht vorstellen, wie sehr ich dieses Stück liebte. Leider geschah es eines Abends, als ich wieder unter der Öllampe an dem kleinen Tisch an meinem Gefäß schnitzte, daß ich mich nach etwas umdrehte. In diesem Augenblick zerbrach meine jüngere Schwester aus Versehen die Beine des Hahnen-Weingefäßes. Ich war so entsetzt, daß ich anfing zu weinen, und meine Schwester war so erschrocken, daß sie auch weinte. Noch heute, wenn wir uns treffen, erinnern wir uns an diese Begebenheit. So habe ich in meiner Kindheit beim Steinschnitzen meine Fingerkraft und Fingertechnik trainiert. Dies war eine wichtige Übung für die Entwicklung meiner Kalligraphie.

In meinem Heimatdorf war chinesische Kampfkunst sehr populär. Nach den Erzählungen meiner Mutter gab es in meiner Familie sowohl die Tradition der Kampfkünste als auch die Tradition der Dichtung und der Kalligraphie. Mit meinem Urgroßvater ist diese Tradition leider ausgestorben. Als ich klein war, existierten noch

Büchersammlungen in einigen Räumen unseres Hauses. Außer mit verschiedenen medizinischen Werken bin ich damals mit Büchern wie dem „Reisebericht von Xu Xiake"[1], dem „Klassiker der Berge und Seen"[2] und „Berichten über die Untersuchung von übernatürlichen Wesen"[3] in Berührung gekommen. Den tiefsten Eindruck auf meine kindliche Seele machten die Szenen der Innenhöfe von Kampfkunstschulen. Diese Innenhöfe waren in einer strengen Stufenordnung gebaut worden. Jeder Hof war eine Stufe höher als der nächste. Die Steine, die auf den Übungsplätzen für die Kampfkünste standen, hatten unterschiedliche Größe und Gewicht und dienten dem Training bestimmter Fertigkeiten. Wenn man sich diese beeindruckende Szenerie vor Augen führt, kann man sich leicht die Gewaltigkeit der Vorgänge während der Kampfkunst-Übungen vorstellen. Von klein an bevorzugte ich die Ruhe, aber ich liebte auch die Kampfkünste leidenschaftlich, besonders die der Shaolin-Schule. Vielleicht war dies ein Empfinden dafür, daß Bewegung und Ruhe die gleiche Wurzel haben, daß Bewegung auf Ruhe beruht – ein Prinzip, welches mir erst viel später bewußt wurde. Fünfzehn Jahre lang lernte ich bei meinem ersten Lehrer, Herrn Wang Tong 王桐, die Shaolin-Methode (1930-1945). Dabei haben besonders die Übungen der Shaolin-Schwertkunst, die 360 Formen des „Qingping Schwertes" (Qingping jian 青萍剑), eine nicht zu unterschätzende Grundlage für meine Kalligraphie gelegt. Natürlich haben die Methoden, die ich später erlernte, wie die des Taiji oder das Spiel der fünf Tiere, unmerkliche und verfeinernde Einflüsse auf die Entwicklung meines Kalligraphiestils ausgeübt.

Als ich ein mittleres Lebensalter erreicht hatte (Ende der 50er Jahre), entwickelte sich meine Kalligraphie zu einem eigenen Stil – eine Art Kursivschrift aus einer Verbindung von Normalschrift und Kanzleischrift; heute schreibe ich teilweise in fließender Normalschrift oder teilweise in fließender Konzeptschrift.[4]

Wenn ich über Kalligraphie spreche, gehen meine Gedanken wieder zurück zu meiner Kindheit. Als ich die Grundschule besuchte,

---

[1] Xu Xiake youji 徐霞客遊记. Dieser Reisebericht wurde von Xu Hongzu 徐弘祖 (Beiname Xiake) in der Ming-Dynastie zwischen 1613-1639 niedergeschrieben. Er beinhaltet eine detaillierte Beschreibung über die Hydrographie, Geologie und die Pflanzen des südwestlichen Grenzgebietes Chinas, s. Cihai: 906.

[2] Shanhai jing 山海经. Verfasser und Datum sind unbekannt (vermutlich zwischen 475 v. Chr. und 206 v. Chr.). Der Inhalt dieses Werkes bezieht sich wesentlich auf Geographie, Kultur, Opferriten und Medizin in den chinesischen Volkslegenden. Darunter ist die Aufzeichnung über Mineralien die älteste ihrer Art in der Welt, s. Cihai: 884.

[3] Soushen ji 搜神记. Verfaßt von Gan Bao 甘宝 in der Östlichen Jin-Dynastie (317-420).

[4] „Normalschrift" (kaishu 楷书), „Kanzleischrift" (lishu 隶书), „Konzeptschrift" (caoshu 草书) und „Kursivschrift" (xingshu 行书).

herrschte gerade die Übergangsphase zwischen der alten und der neuen Erziehung. Es wurde moderne Literatursprache gelesen, aber auch die klassische Schriftsprache, und sehr großer Wert wurde auf Kalligraphie gelegt. Jeden Morgen, wenn wir das Klassenzimmer betraten, mußten wir uns vor dem Bild des „Allerheiligsten Lehrer" Konfuzius verbeugen. Wenn ich über Kalligraphie spreche, sind mir bis heute stets meine verehrten Lehrer für Sprache und Kalligraphie, Herr Dong Bowen 董博文 und Herr Cao Qingshan 曹青山, lebendig vor Augen. Sie waren nicht nur ein Vorbild an Rechtschaffenheit und Gelehrsamkeit, sowohl im Unterricht als auch in ihrem persönlichen Leben, sondern sie waren auch eine Quelle tiefer Erkenntnisse, ihr Wissen ruhte auf festem Fundament. Ihr Unterricht war nie trocken sondern höchst interessant. Sie lehrten keinesfalls „aus einer Kelle Wasser eine Kelle Wasser zu schöpfen" – wenn sie unterrichteten, schienen sie immer Wasser aus dem großen Meer der Erkenntnis zu schöpfen. Ihr Unterricht war so reich und lebendig, wie man es sich nur vorstellen kann. So haben meine ersten Lehrer eine gute Grundlage für meine weitere Entwicklung gelegt, ihr Einfluß begleitet mich wie ein Schatten auf meinem Weg.

Beim Kalligraphieren gibt es strenge Bestimmungen für das Halten des Pinsels, das Führen der Tinte, die Haltung im Stehen, das Beginnen des ersten Pinselstriches, die Aufrichtung des Körpers, vor allem auch für das Ruhigwerden des Geistes und die Konzentration der Gedanken. Nachdem mein Lehrer mir all diese Anforderungen erklärt hatte, ließ er mich das Kopieren nach der Kalligraphievorlage der „Denkmalinschrift von Liu Gongquan an der Pagode des tiefgründigen Geheimnisses" (Liu Gongquan xuanmita bei 柳公权玄秘塔碑) üben. Nach zwei Jahren gab er mir eine neue Aufgabe und ließ mich nach der „Denkmalinschrift von Yan Zhenqing an der Pagode der vielen Schätze" (Yan Zhenqing duobaota bei 颜真卿多宝塔碑) üben. Wieder zwei Jahre später begann ich, in der Kanzleischrift zu üben. Danach habe ich die Kursivschrift und Konzeptschrift von Wang Xizhi studiert. Liu Gongquan und Yan Zhenqing waren große Kalligraphen der Tang-Dynastie. Liu Gongquan (778-865) war besonders berühmt für seinen Stil der Normalschrift. Er schrieb mit kraftvollen Pinselstrichen und dicht geschlossener Struktur, was sich schließlich zu einer eigenen Kunstrichtung entwickelte. Sein Stil übte einen großen Einfluß auf die späteren Generationen aus. Man nannte oft beide Kalligraphen in einem Atemzug und sprach von der „Yan-Liu"-Schule. Es sind zahlreiche Steinabreibungen von Liu Gongquan erhalten geblieben. Besonders berühmt ist seine „Denkmalinschrift an der Pagode des tiefgründigen Geheimnisses". Yan Zhenqing (709-785) war vor allem für seinen Schreibstil mit Normalschrift und Kursivschrift bekannt. Seine Normalschrift war würdevoll und majestätisch, unbefangen und kraftvoll; in seiner Kursivschrift zeigte er eine kräftige und flüssige Strichführung mit heranströmender Pinselkraft, womit er einen neuen Stil der Kalligraphie begründete. Besonders bekannt ist die Steinabreibung seiner „Denkmalinschift an der Pagode der vielen Schätze". Wang Xizhi (321-379) war ein berühmter Kalligraph der Östlichen Jin-Dynastie. Er beherrschte verschiedene Schriftarten in ausgezeichneter Weise, darunter sind seine Normalschrift und fließende Konzeptschrift besonders gut. Sein Stil war imposant und abwechslungsreich. Er wurde von Kalligraphen aller nachfolgenden Dynastien verehrt und hoch geschätzt.

Beim Kopieren von Steinabreibungen durchlief ich die Phasen des einfachen Kopierens und dann des Kopierens mit selbstbewußtem Überlegen. In meiner langjährigen Praxis von Kalligraphie, Malerei, Kampfkunst und Qigong hat es viele natürliche Veränderungen und Verflechtungen dieser Kunstformen gegeben, dies könnte man vielleicht als eine gewisse Verfeinerung und eine philosophische Verknüpfung betrachten. So gibt es enge Verbindungen in den philosophischen Begriffen wie Yin und Yang, Ruhe und Bewegung, das Hemmende und das Glatte, Leere und Fülle (xushi 虚实), Zurückhalten und Aufheben, Verschlucken und Ausspucken, Steigen und Sinken, Öffnen und Schließen usw. Außerdem, sowohl Kalligraphie als auch Kampfkunst und Qigong legen bezüglich des Qi sehr viel Wert auf Stattlichkeit, Dynamik, Atmung und Transformation (qishi 气势, qiji 气机, qixi 气息 und qihua 气化) einerseits und auf Gestalt und Geist, Gedanken, Inspiration und Auffassungsvermögen (xingshen 形神, yijing 意境, linggan 灵感 und wuxing 悟性) andererseits. Deshalb ziehe ich oft Vergleiche zwischen diesen Kunstformen, wenn ich die Theorie und Methodik des Qigong erkläre: So kann man die Übungen im festen Schritt, also die Basisübungen des Qigong, mit dem Üben der Normalschrift vergleichen; die Übungen im Gehen entsprechen der Kursivschrift und die Übungen im freien Stil entsprechen der Konzeptschrift. Darüber hinaus habe ich immer betont, daß die Übungen im freien Stil auf den Übungen im Gehen beruhen, und diese wiederum haben die Übungen im festen Schritt als ihre unabdingbare Voraussetzung. Die Übungen im festen Schritt aber basieren auf den Pfahl-Übungs-Methoden und der Ruhe-Meditation im Sitzen. Wenn man keine feste Grundlage mit den Übungen im festen Schritt hat, dann werden die Übungen im Gehen und im freien Stil sicher nachlässig und durcheinander sein. Genauso verhält es sich mit der Schriftkunst. Die Konzeptschrift hat die Kursivschrift als Grundlage, die Kursivschrift basiert auf der Normalschrift. Wenn die Grundlage der Normalschrift nicht stabil ist, werden die Kursivschrift und die Konzeptschrift bestimmt auch schludrig und unordentlich sein, sie werden keinen Aufbau und keine Struktur zeigen.

Um die Bedeutung der Genauigkeit jeder Bewegung und der Vollständigkeit der gesamten Körperhaltung darzulegen, habe ich viele Merksätze für das Üben von Qigong entwickelt. Daneben benutze ich aber auch einen berühmten Merksatz der Kalligraphie als Metapher, um das Verständnis zu vertiefen:

*Ein Meister der Konzeptschrift zu werden ist am schwersten,*
*Drache und Schlange wetteifern an der Pinselspitze,*
*die Güte der Schrift erkennt man am kleinsten Strich,*
*noch größere Vollkommenheit muß die*
*Gesamterscheinung besitzen.*

Das bedeutet, daß man beim Kalligraphieren ganz genau sein muß, so klein die Elemente eines Schriftzeichens auch sein mögen, muß man sie sorgfältig voneinander trennen. Dies bezieht sich auf die Genauigkeit im Einzelnen und Kleinen. Aber von der Ganzheit her betrachtend ist dabei nicht nur die Genauigkeit im Einzelnen wichtig, sondern die Vollständikeit des gesamten Aufbaus einer Schrift bis zum Rollbild einer Kalligraphie. Die Anforderung an die Einzelheiten und Ganzheit in der Kunst der Kalligraphie gilt in gleicher Weise auch für die Übungen des Qigong.

Ich denke, wenn man die Übungen der Kalligraphie und des Qigong gewissenhaft praktiziert und tiefgehend darüber nachdenkt, wird man daraus den Angelpunkt, der die chinesische Philosophie und chinesische traditionelle Kultur miteinander verbindet, leicht erkennen können.

Ich hoffe, meine deutschen Leser und Freunde können aus meinen persönlichen Eindrücken einen Zugang zur Kultur meines Landes finden. Damit möchte ich einen Beitrag zur Vertiefung des Verständnisses und der Freundschaft zwischen unseren beiden Ländern leisten.

10. August 1990
Akademie für Traditionelle Chinesische Medizin, Beijing

Jiao Guorui

松之一
黃山松，
石為母，
雲為乳，
雨露育靈根，
乾淨不知土。

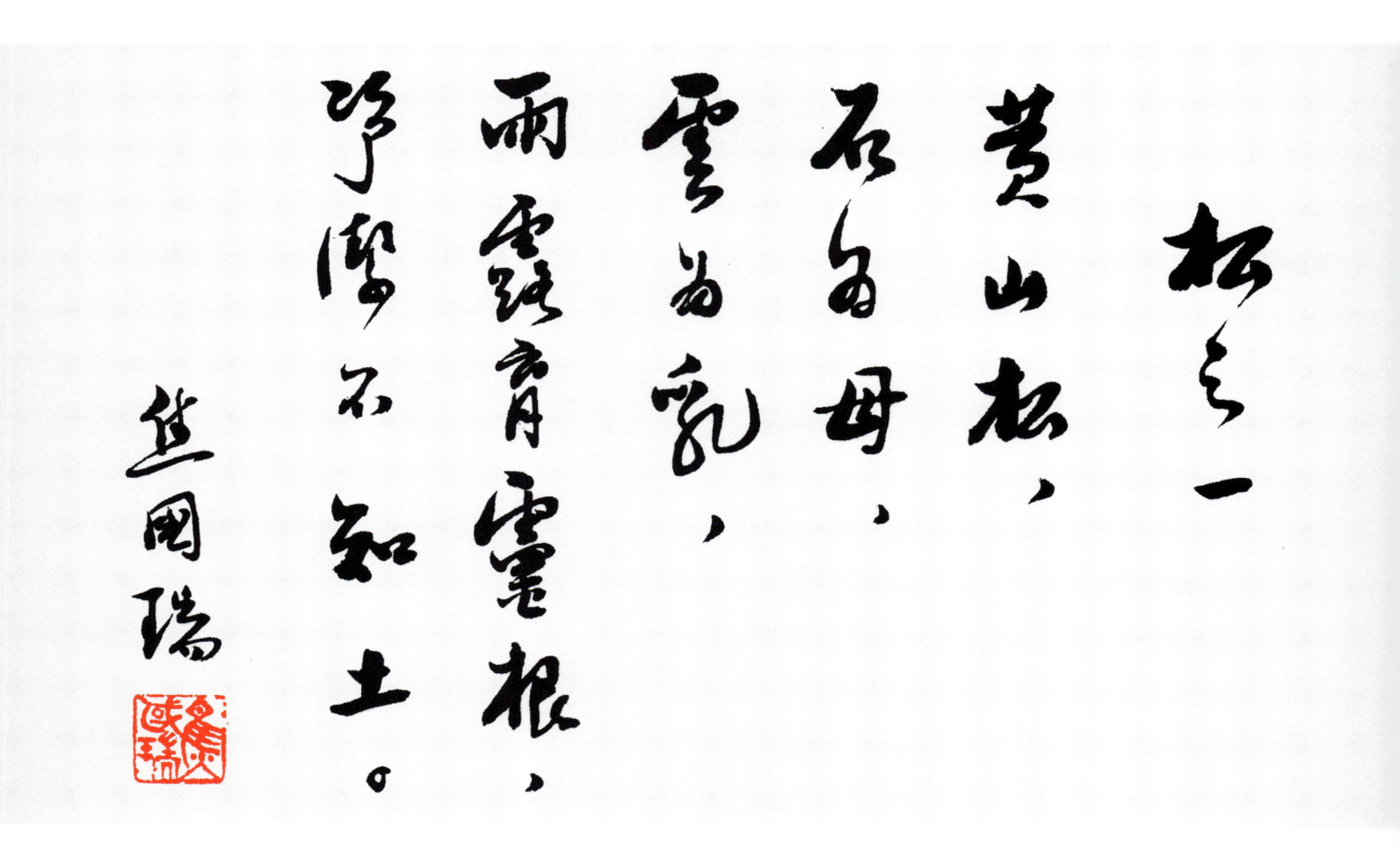

笪國瑞

Die Kiefer auf dem Huangshan
hat den Fels als ihr Bett,
trinkt die Wolken als Milch,
mit Regen und Tau nährt
sie die Wurzeln,
so sauber und rein
weiß sie nichts von der Erde.

松之二
黃山松，
星星作伴，
月為友，
挺秀凌空立，
雄姿傲千古。

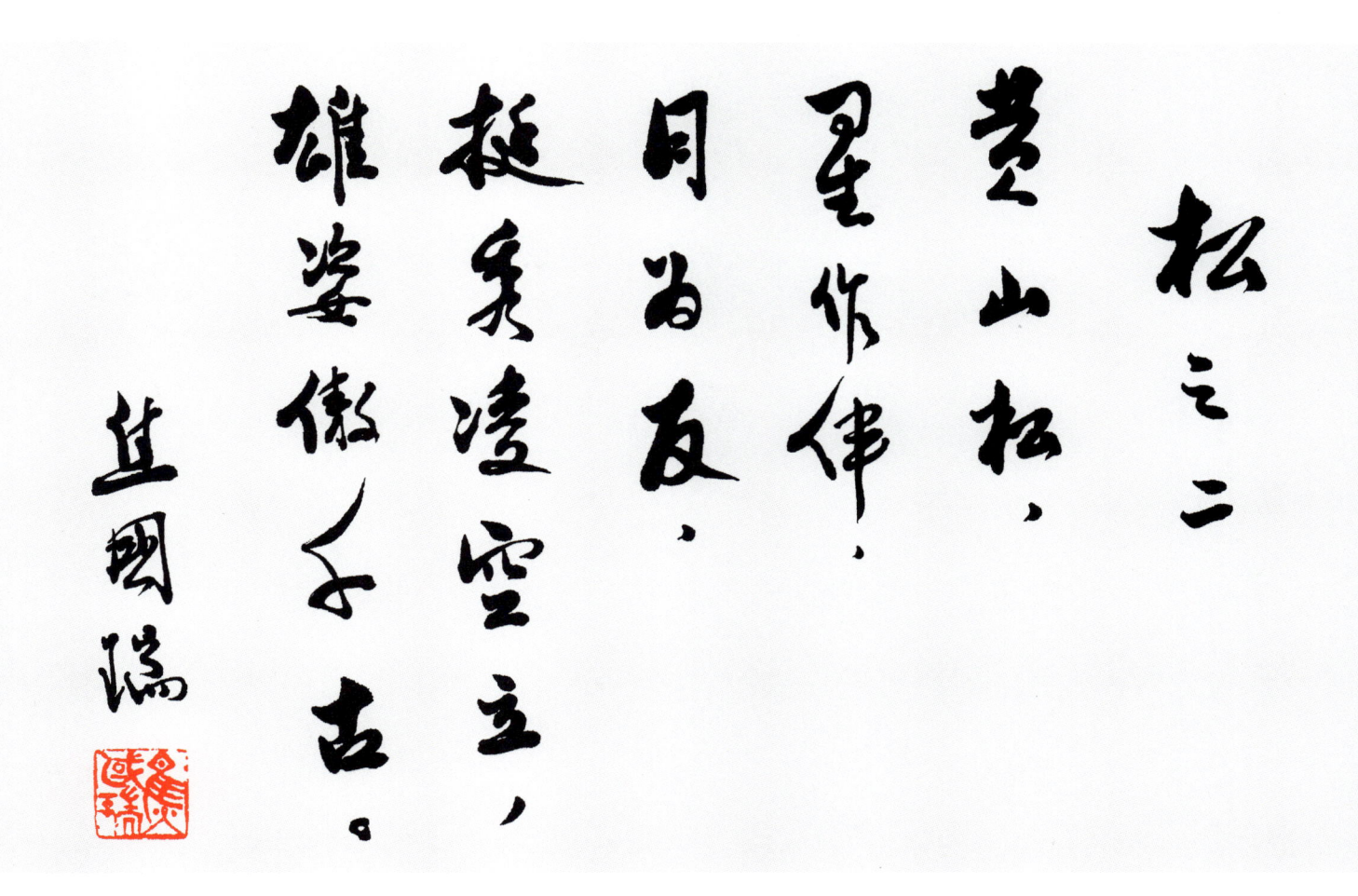

Die Kiefer auf dem Huangshan
hat die Sterne als Gefährten,
den Mond als Freund.
Von hohem Wuchs und anmutiger
Schönheit ragt sie zum Himmel empor,
ihr Stolz, ihre majestätische Gestalt,
werden tausend Jahre überdauern.

松之三
黄山松，
气势大，
体态美，
有内在的力，
有外在的秀。

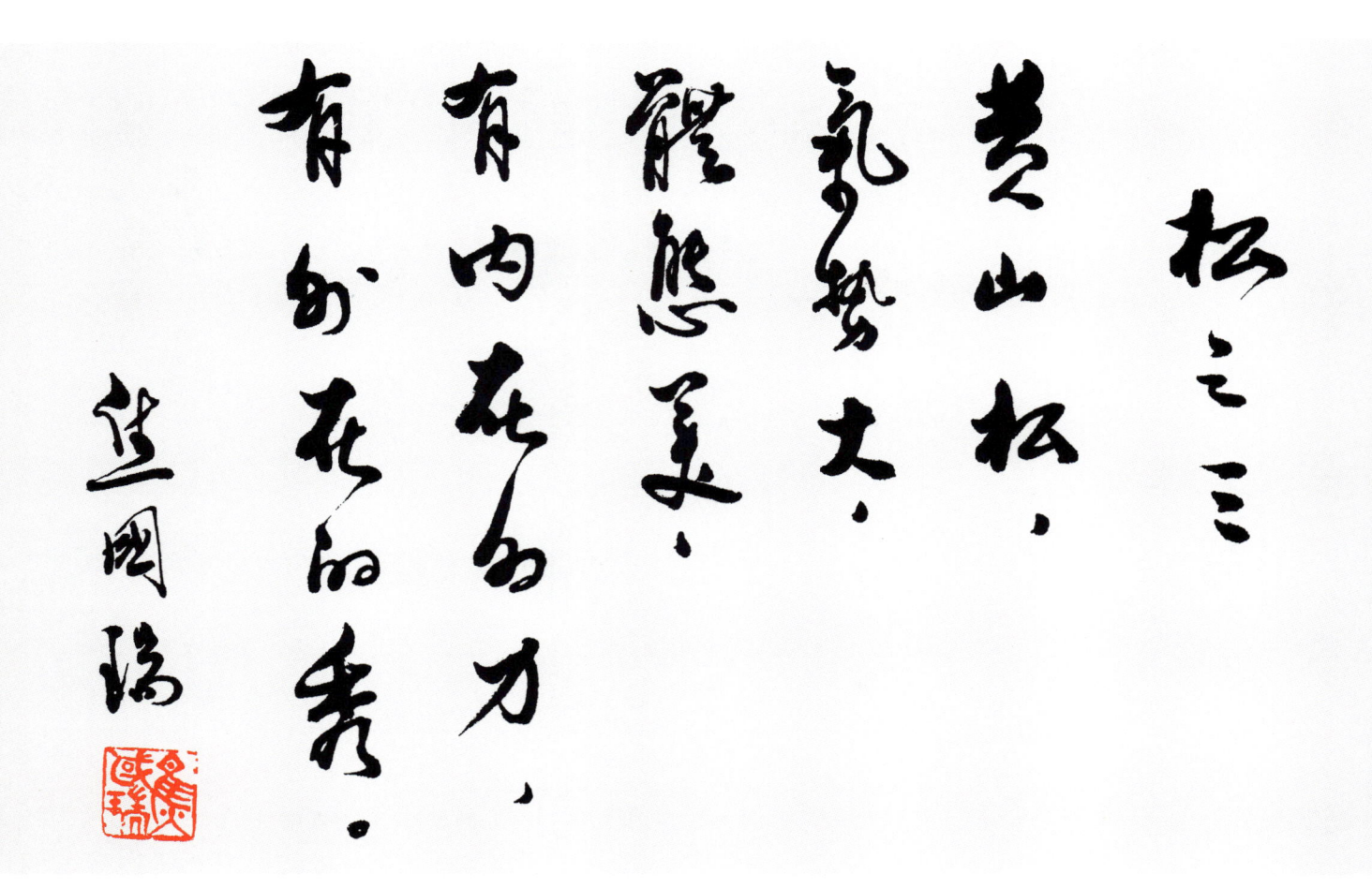

Die Kiefer auf dem Huangshan,
von mächtigem Wuchs
und schöner Gestalt,
voll innerer Kraft
von äußerer Grazie.

松之奇黄山松，
脚踏山，
头顶天，
意志比石坚，
气势贯宇宙。
益国临

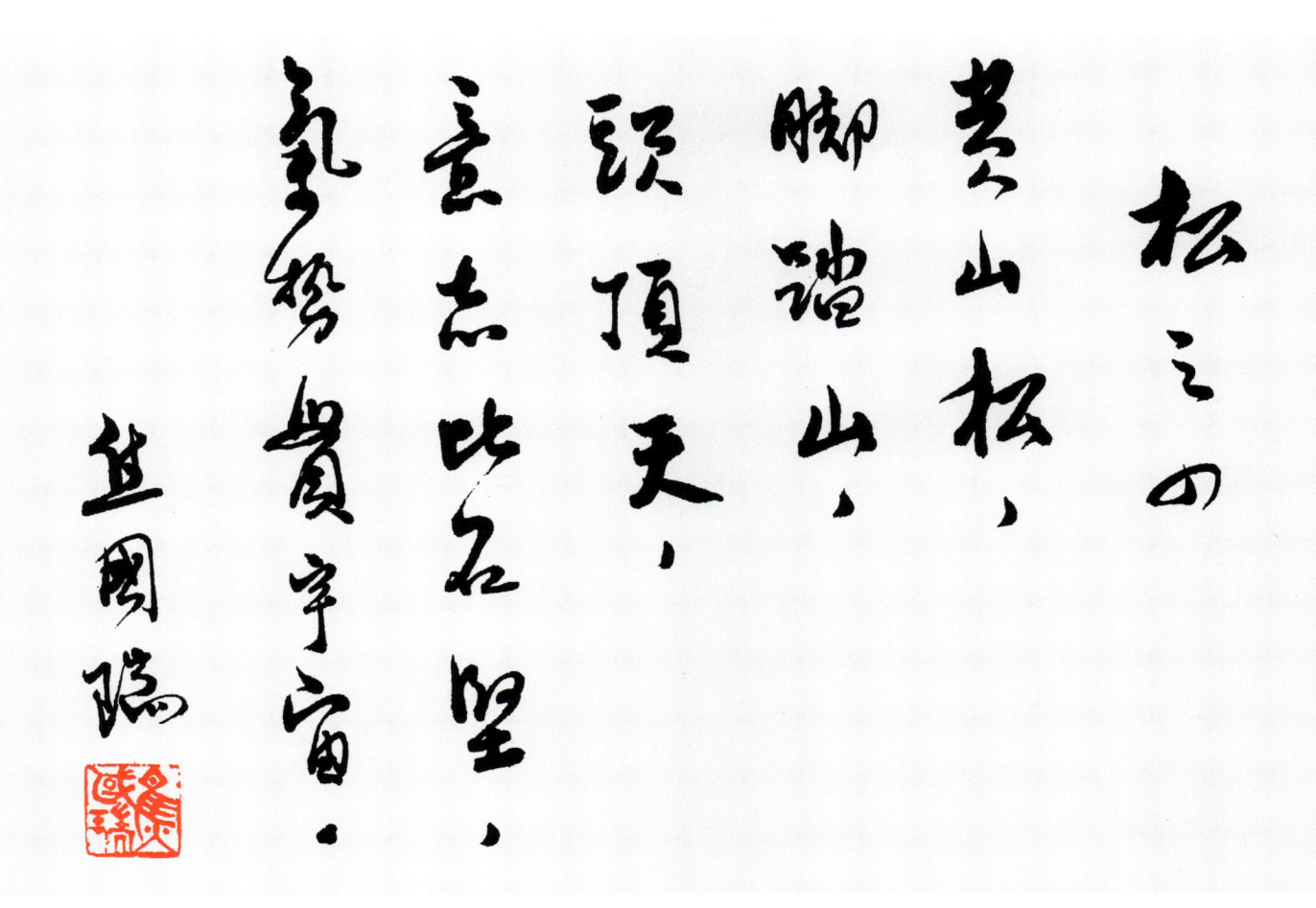

Die Kiefer auf dem Huangshan
steht mit dem Fuß auf dem Berg,
stützt mit dem Kopf den Himmel,
ihr Wille ist fester als Felsen,
ihre Stattlichkeit durchdringt
das ganze Universum.

Wenn du eine Übung nicht richtig beherrschst,
kannst du auch die weiteren hundert nicht meistern.

一法不成
万法不立

范曾瑞书
一九八七年夏月
于北京寓所

氣功養生 却病延年

Qigong
Yangsheng -
vertreibt die
Krankheiten,
das Leben
währt lang.

氣功養生
福澤萬邦

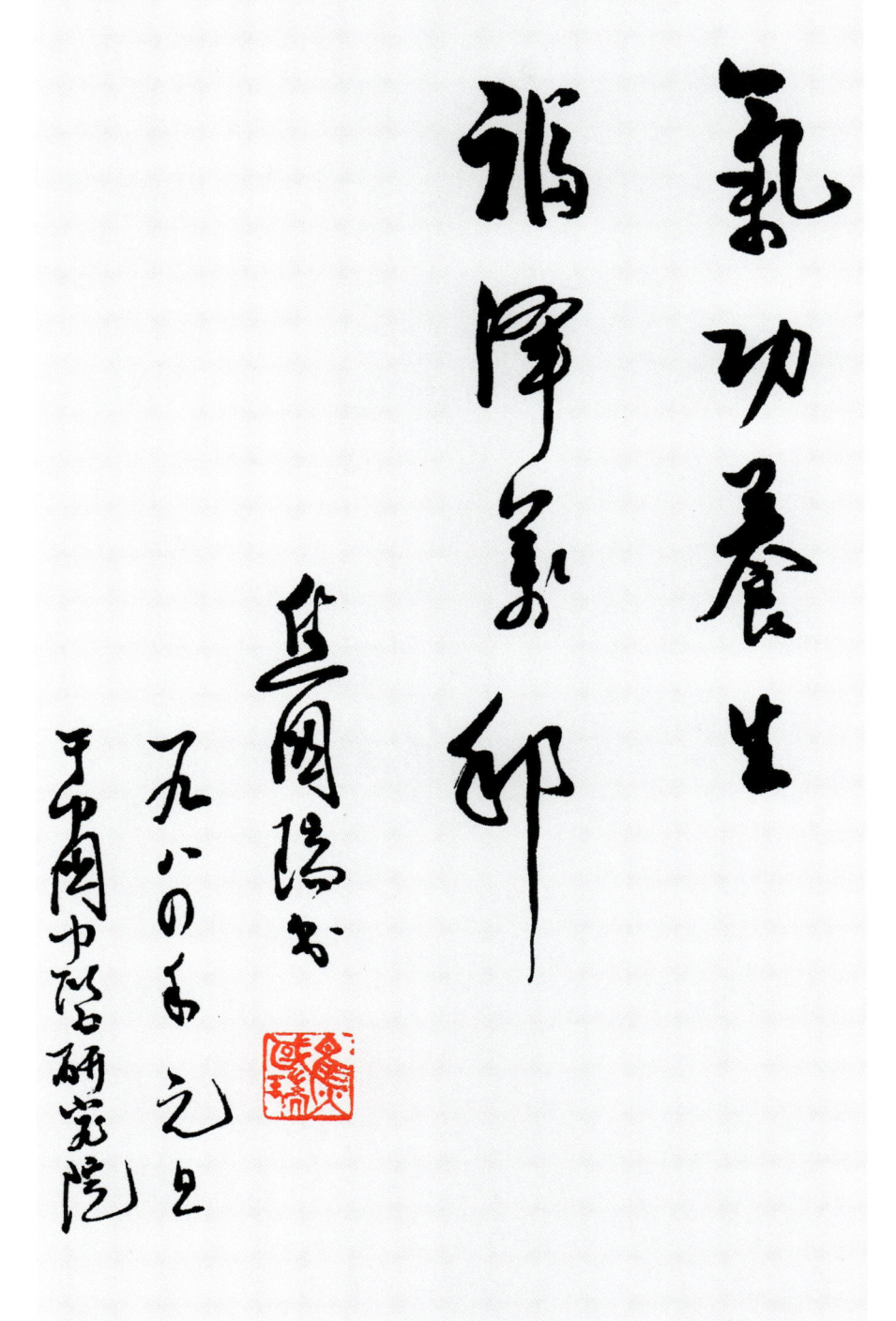

Qigong
Yangsheng -
läßt das Glück
in zehntausend
Ländern
erstrahlen.

氣功養生
造福人類

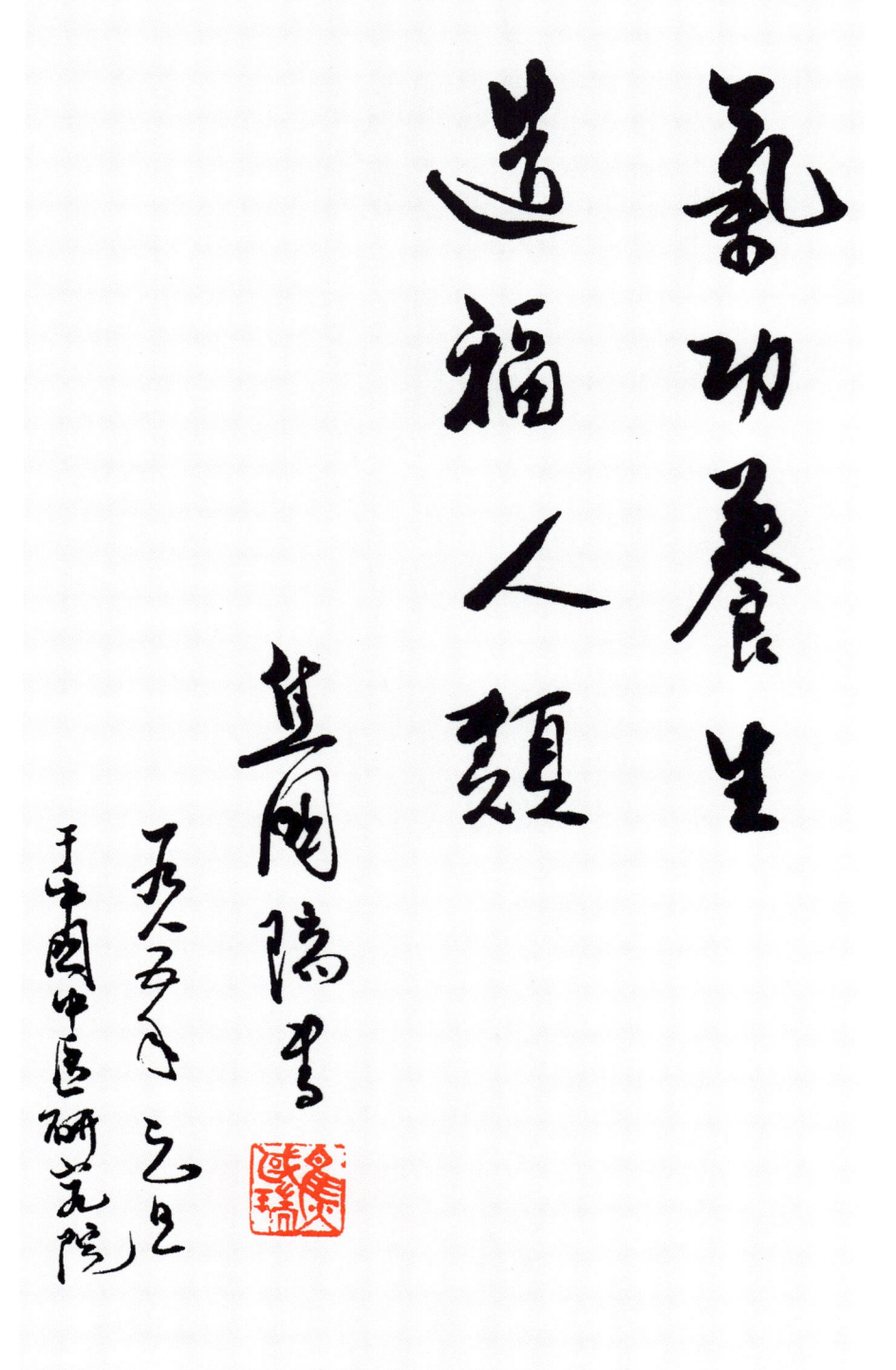

Qigong Yangsheng -
bringt Glück
für die
Menschen.

養吾浩然之氣
卻病延年

其岡瑞
丙人の年元正
于北京寓所

Das Pflegen des mächtigen Qi wendet Krankheiten ab, das Leben währt lang.

Langes Leben

壽

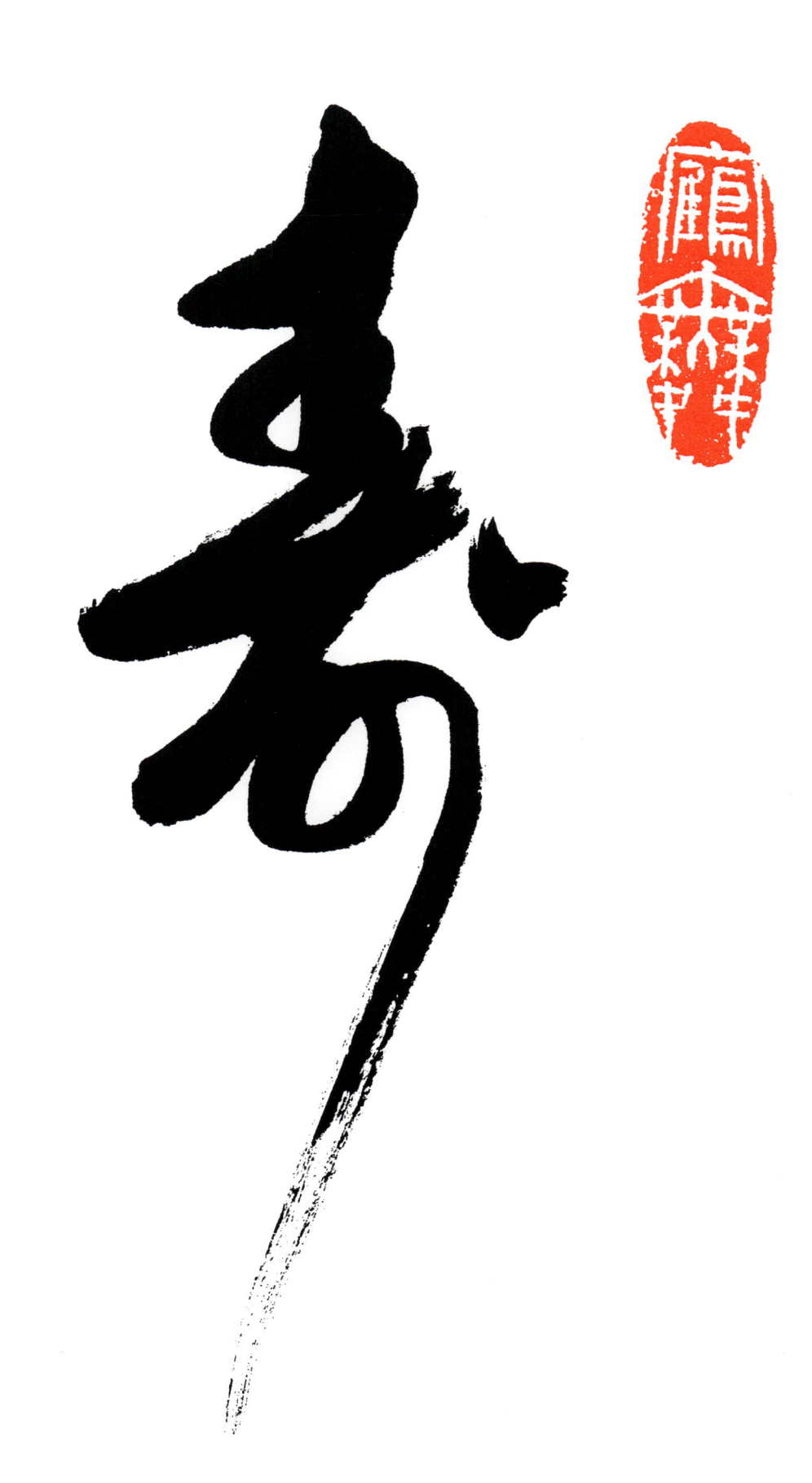

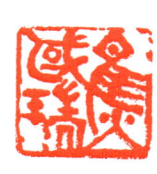

Ruhe

静

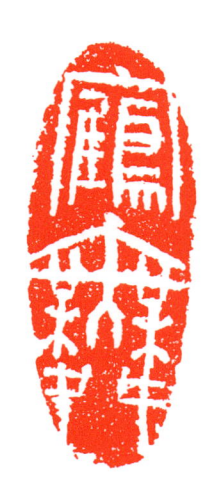

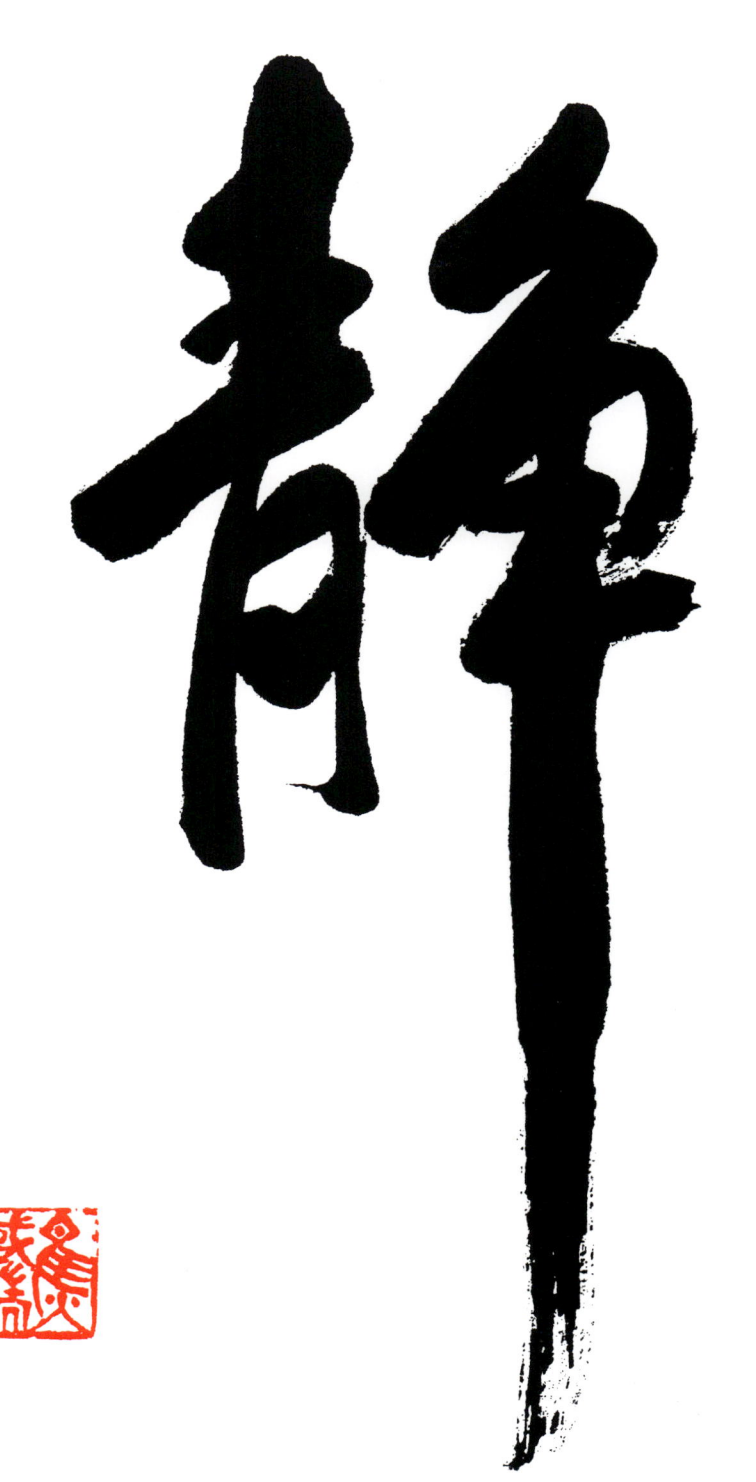

Kiefer

松

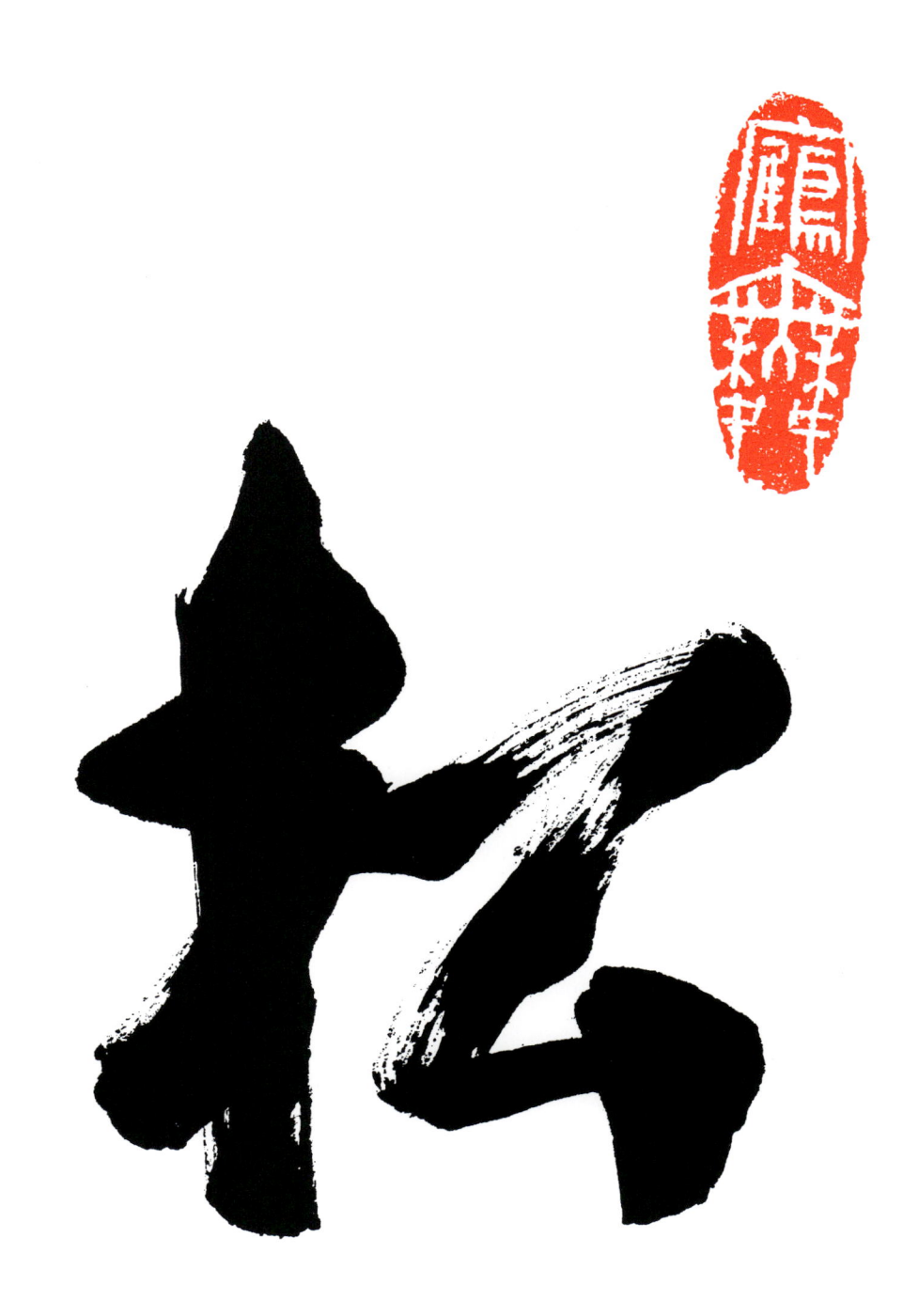

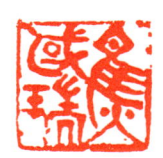

Einen Eisenstab zur Nadel schleifen
bedarf es sehr viel Zeit und Mühe.

鐵杵磨繡針　全憑功夫深

其國臨

一九八八年
于北京

精氣神

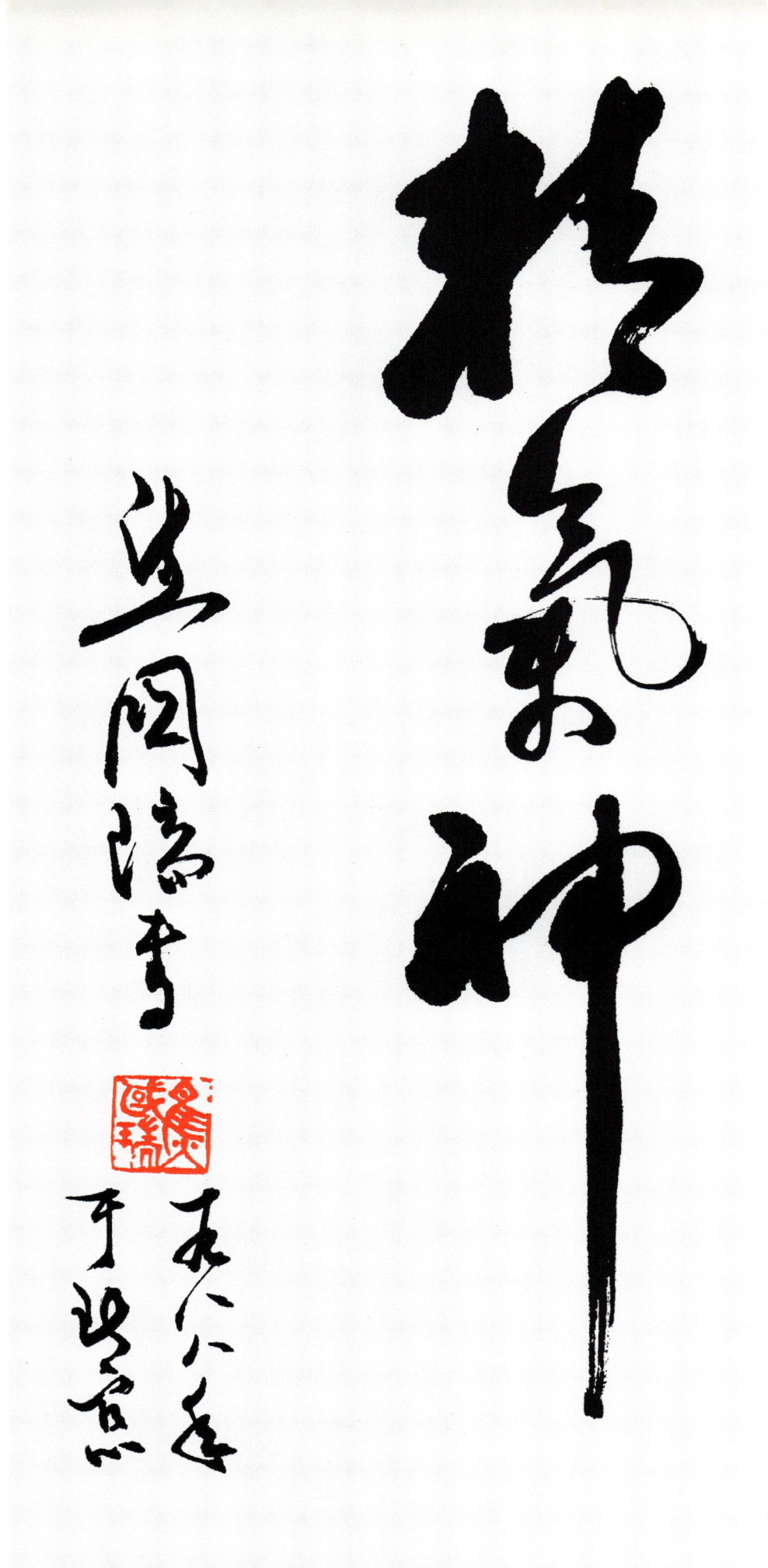

立門臨書

天八八年
于北京

Essenz, Qi und Geist

虎戲

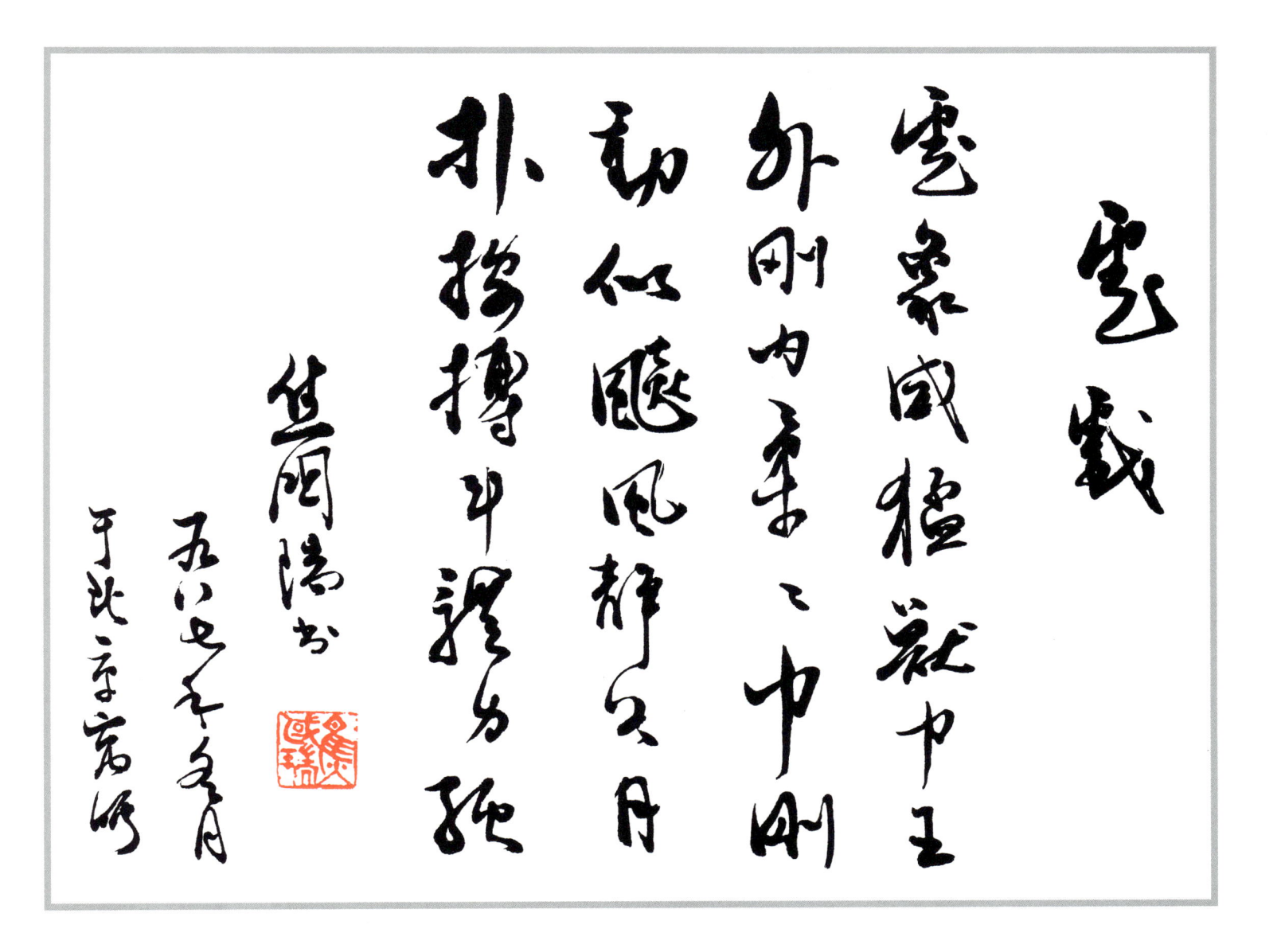

虎象威猛獸中王
外剛內柔柔之中剛
動如颶風靜如月
扑接搏中體勢雄

笪阿海書
于北京宏廟
一九九七年夏月

*Das Spiel des Tigers*
Die Gestalt des Tigers ist mächtig und wild,
er ist der König unter den Tieren.
Außen stark, innen sanft,
in seiner Sanftheit liegt Stärke.
Wenn der Tiger sich bewegt, gleicht seine Bewegung einem Wirbelsturm,
ruht er, gleicht seine Ruhe der Stille des Mondes.
Die Kraft seines Körpers ist gewaltig,
im stürmischen Angriff, im ringenden Kampf.

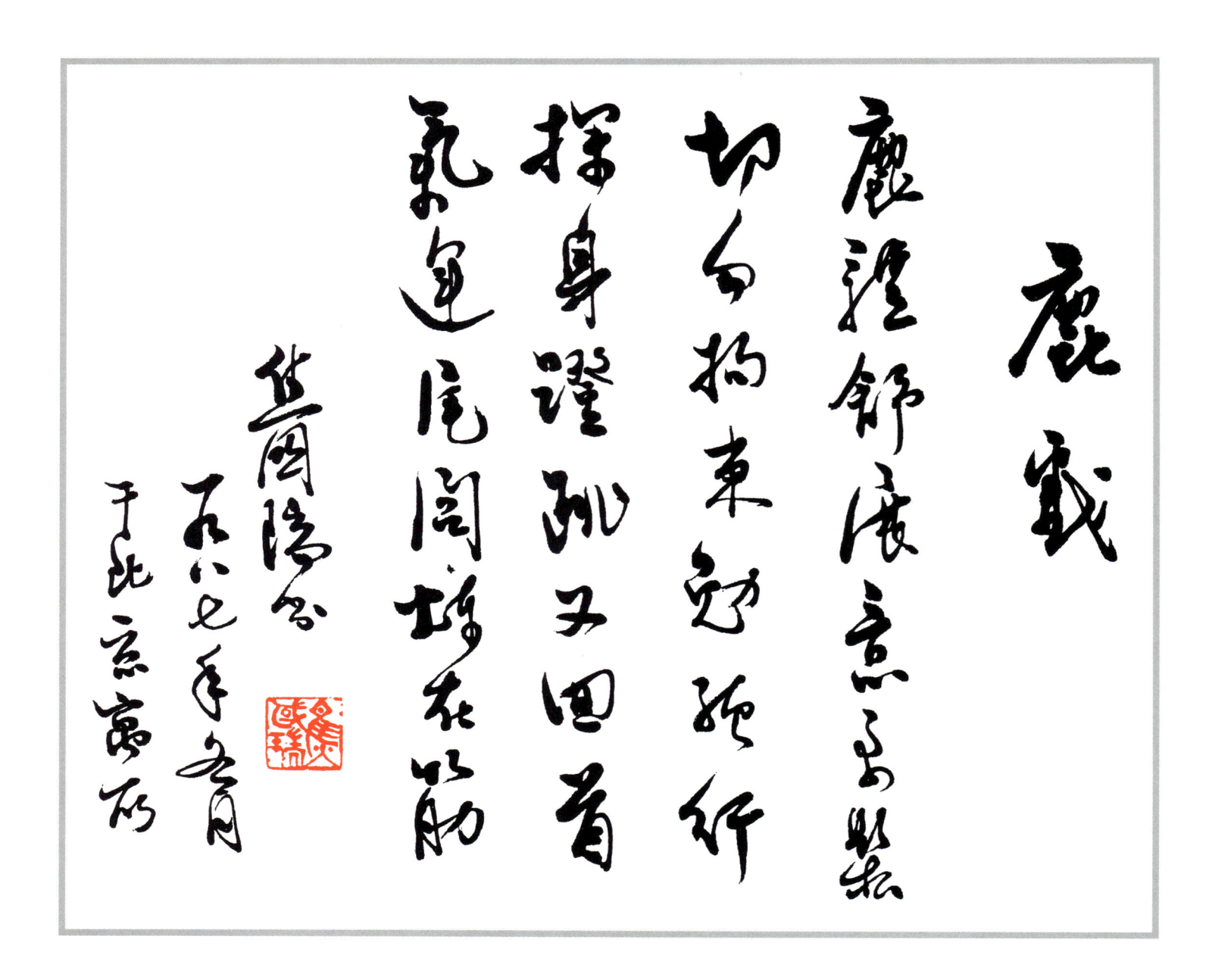

*Das Spiel des Hirschen*
Der Körper des Hirschen ist gestreckt, sein Geist ist entspannt.
Befangene, in Fesseln gelegte Bewegungen sind ihm fremd.
Den Körper nach vorne recken, fest auf den Boden treten,
behende springen und den Kopf wenden -
so wird das Qi zum Weilü geführt, die Sehnen werden gestärkt.

熊戲

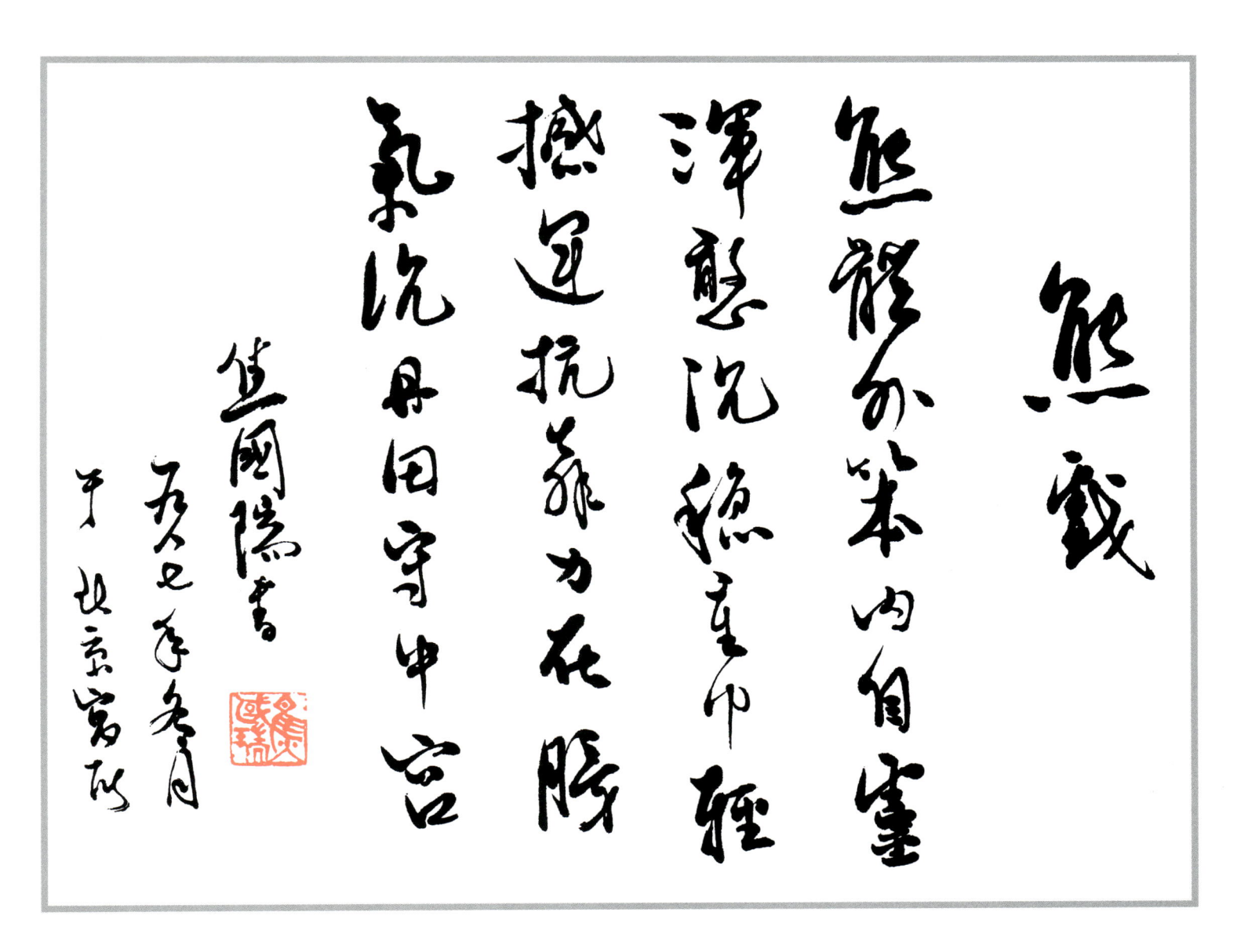

熊體外笨內自靈
渾憨沉穩真亦輕
撼逼抗旅力在膊
氣沉丹田守中宮

笪國陽書

*Das Spiel des Bären*
Der Körper des Bären erscheint von außen ungeschickt und tölpelhaft,
innerlich ist der Bär jedoch gewandt und flink.
Hinter seiner arglosen, einfältigen und gesetzten Erscheinung
verbergen sich Behendigkeit und Leichtigkeit.
In seinen Bewegungen, dem Schwanken, dem Rütteln am Baum,
dem Sichanlehnen und Widersetzen, ist die Kraft in den Schultern.
Das Qi sinkt zum Dantian um den mittleren Palast zu bewahren.

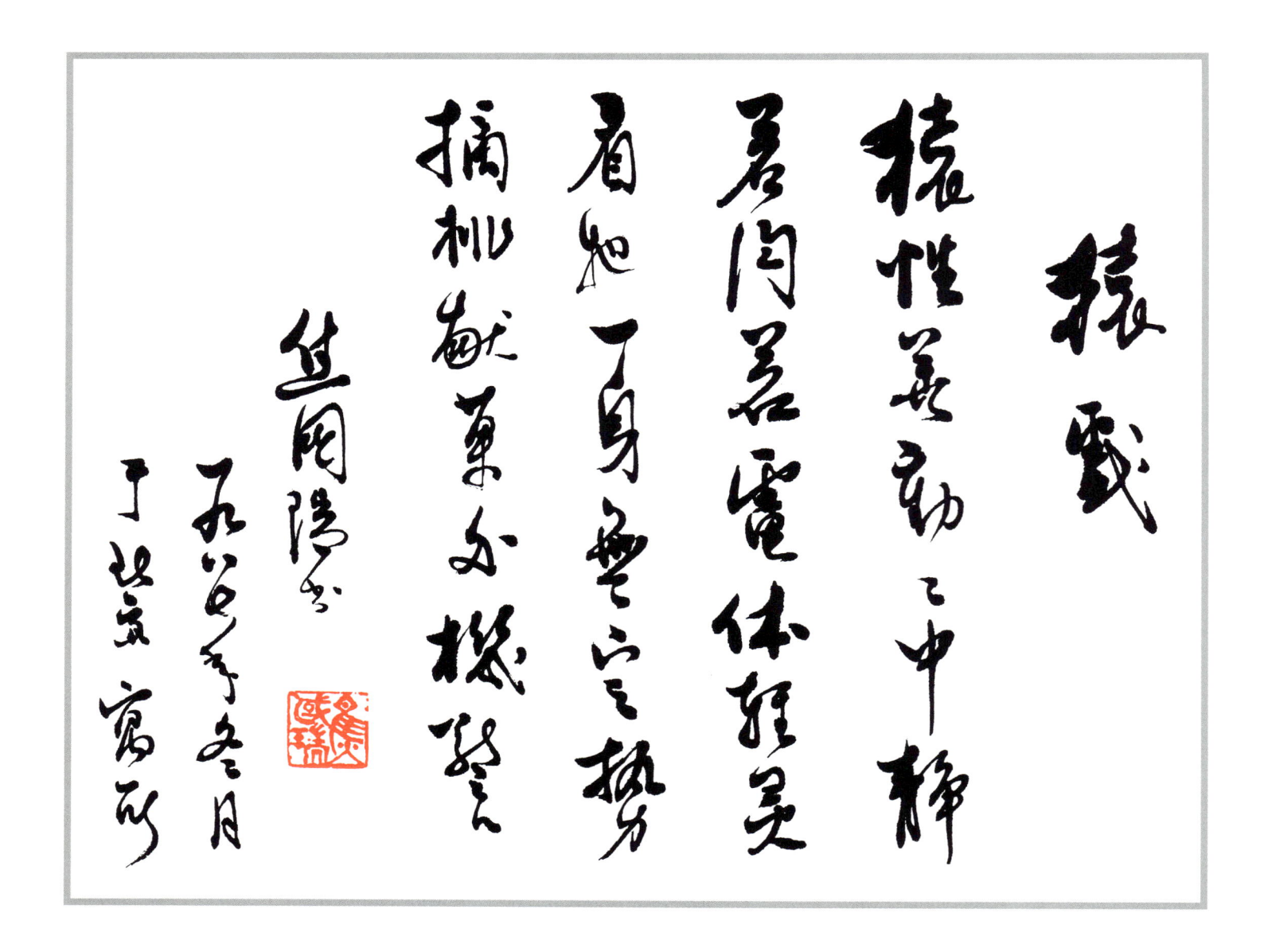

*Das Spiel des Affen*
Der Affe bewegt sich gerne und geschickt,
seine Bewegungen kommen aus tiefer Ruhe.
Sie sind so flink wie der Blitz,
sein Körper ist leicht und behende.
Sieh ihn an, sein ganzer Körper hat keine feste, beständige Gestalt.
Pflückt er Pfirsiche oder bietet er Früchte dar -
stets ist er klug und wachsam.

鶴戲

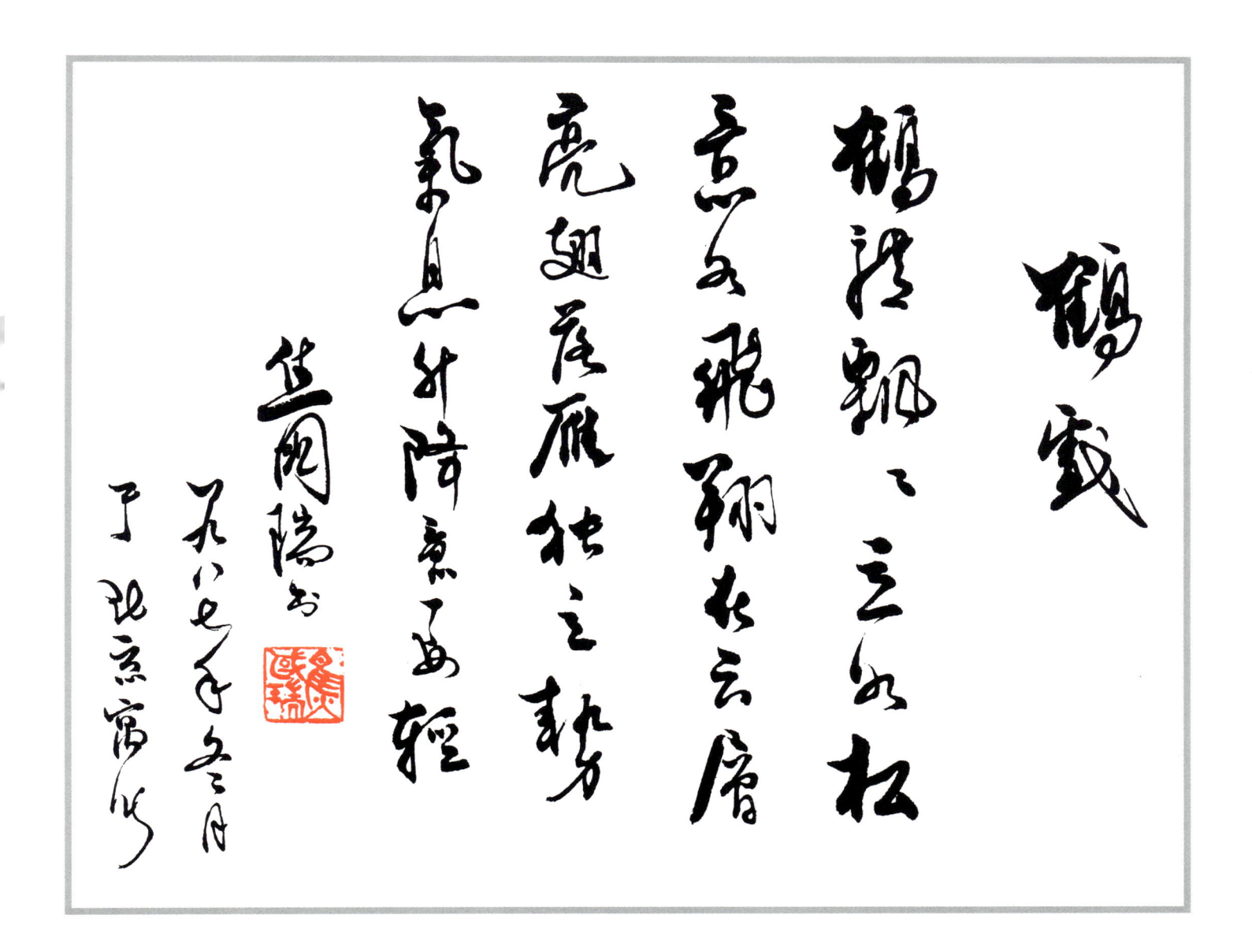

鶴體翩翩三而松
意气飛翔在云層
亮翅落雁独立势
气直上升降意而輕

蘭陽书
一九九七年三月
于北京寓所

*Das Spiel des Kranichs*
Der Körper des Kranichs ist schwerelos in den Lüften,
steht er auf einem Bein, so steht er fest wie eine Kiefer.
Sein Geist ist leicht wie der Flug in den Wolken.
Beim Ausbreiten der Flügel, beim Landen am Strand,
beim Stehen auf einem Bein -
das Qi steigt und sinkt, die Gedanken bewegen sich mit Leichtigkeit.

Die Gestalt erscheint wie rasende Wogen, wie spielende Wellen;
die Vorstellung schwebt wie ein Vogel über den vier Meeren.

形似奔涛裂岸，势如翱翔四海

岳国瑞书

Das Üben
Im Stehen wie eine Kiefer,
im Sitzen einer Glocke gleich,
wie ein Bogen im Liegen,
gleich dem Winde im Gehen.

静夜松声 坐听钟 闲抱琴 吉亡风

其间陶书
一九七八年夏月

Unerschütterlich wie ein Berg

狼牙山

黄胄临书
一九八年首
于轻那德国

Ruhig wie der Mond

静明

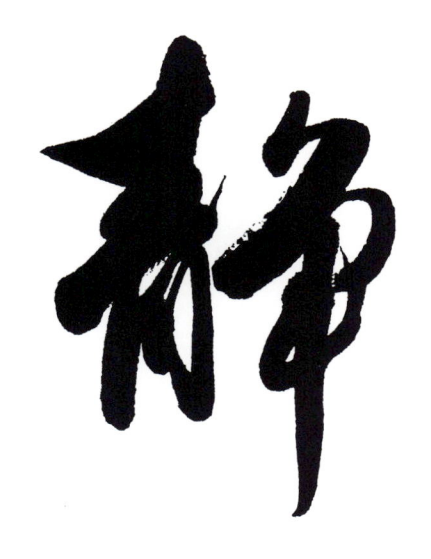

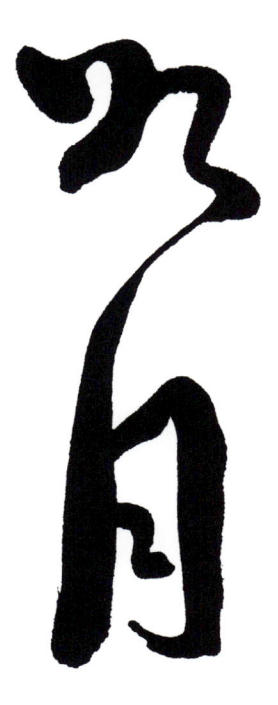

黄苗子書
一九九一年九月
于堪白住园

不求不得
求る不得
不求る得
不中有て

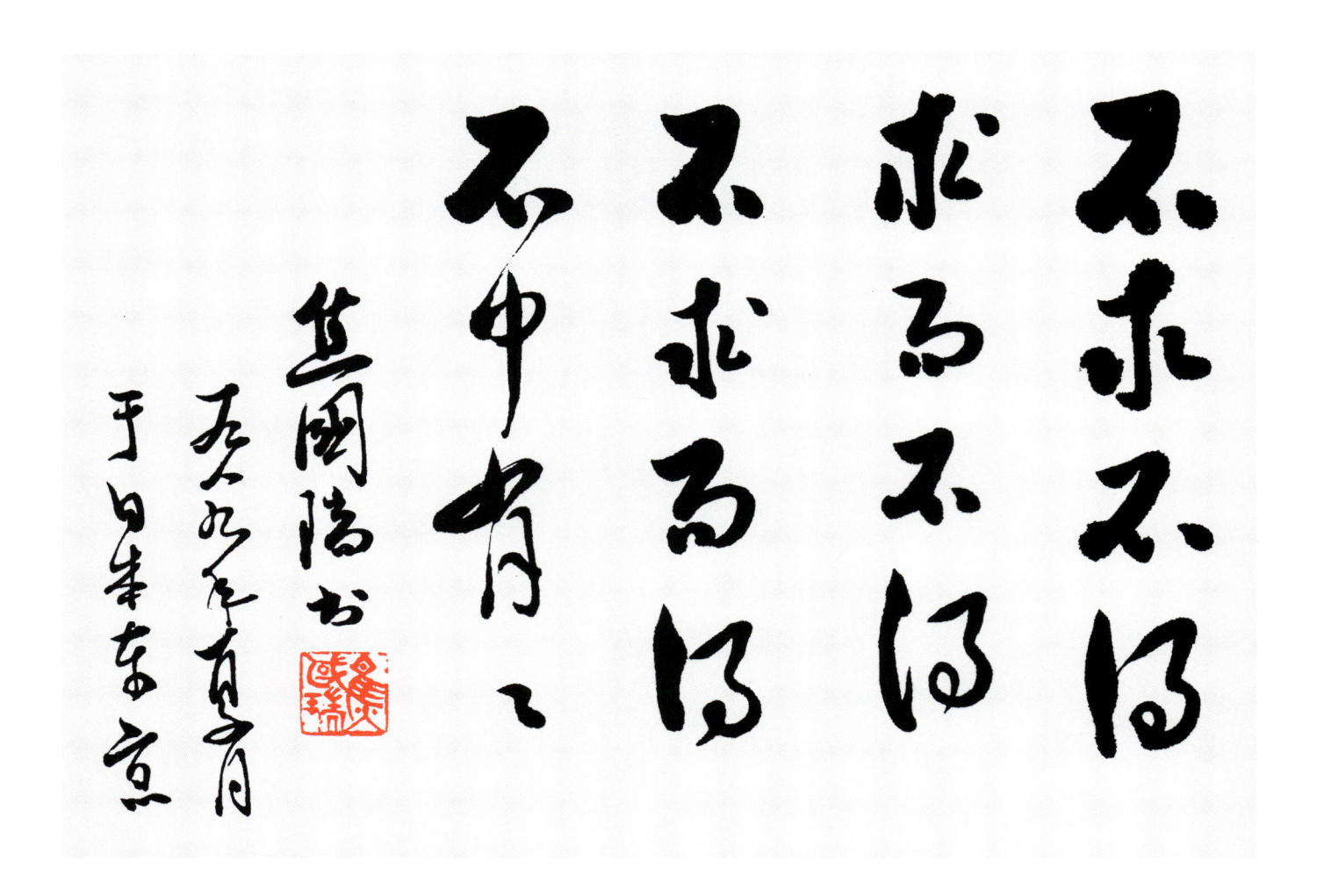

Strebt man nicht, so erlangt man nichts,
strebt man, so erlangt man nichts,
strebt man nicht, so erlangt man es,
aus der Mitte des Nichts entspringt das Sein.

苦練、深思、頓悟、總結。

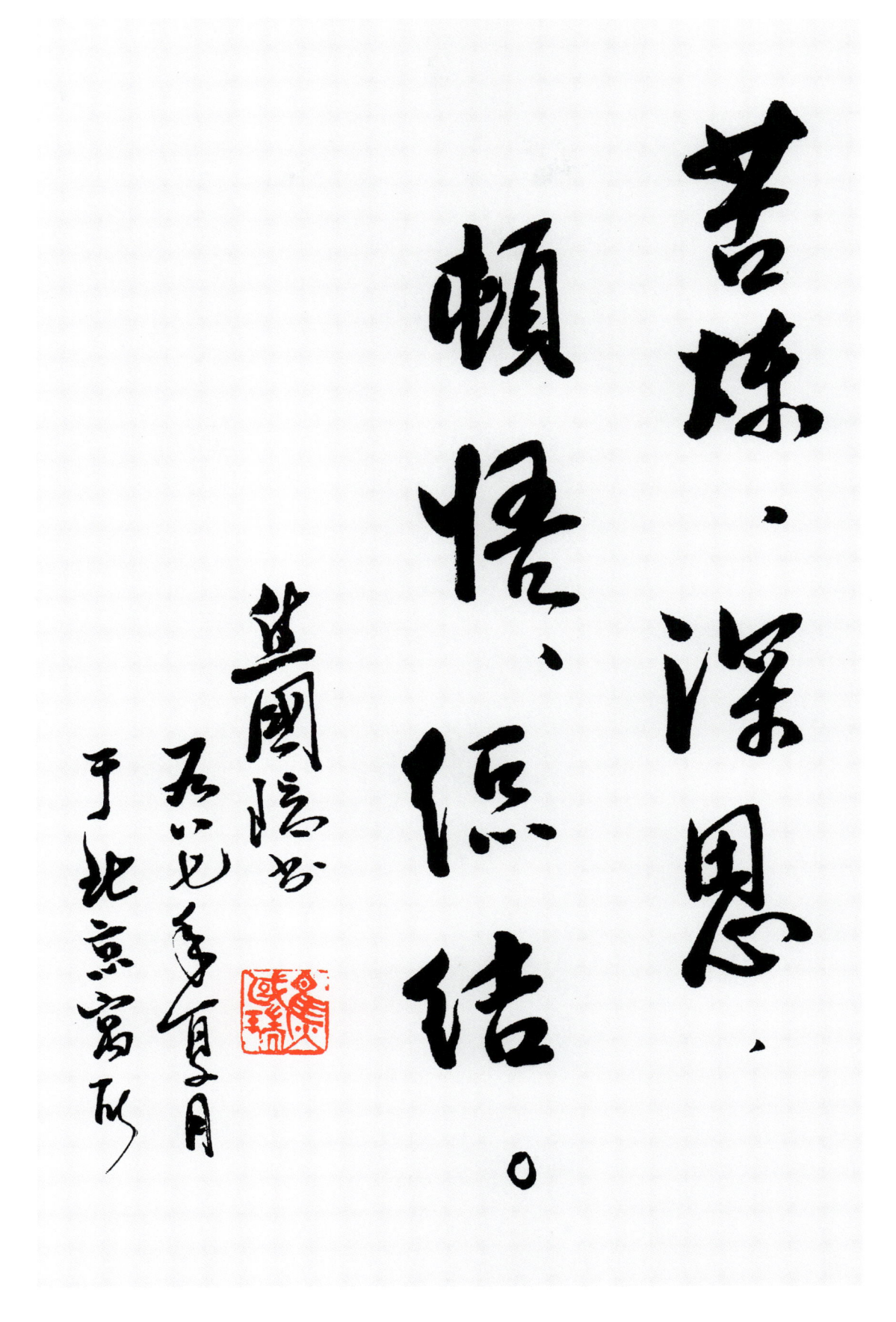

Harte Übung, tiefgehende Überlegung,
plötzliches Erkennen, alles zusammenfassen.

Fest und ruhend wie ein Berg,
Aufragend und kraftvoll wie ein Baum.

稳静似山　挺拔似树

焦国瑞

一九九七年
丁丑夏

Gestik und Mimik sind wie weiße Wolken,
sorglos und frei,
der Geist ist wie das Meer,
klar und weit.

神情似白云之悠然自得

心境似大廣之遠晚廣闊

笙聞瑞書

二九九年青于西德

Ausgeliehene Kraft ist zwar nicht wirklich,
und doch scheint sie vorhanden,
die Vorstellung ist zwar abstrakt,
und doch wurzelt sie in wirklichen Dingen.

假借之方，雖夢若有，抽象意境，未自物生。

笠閒瑞書
一九八九年春有于西德

Wolkenmeer

雲海

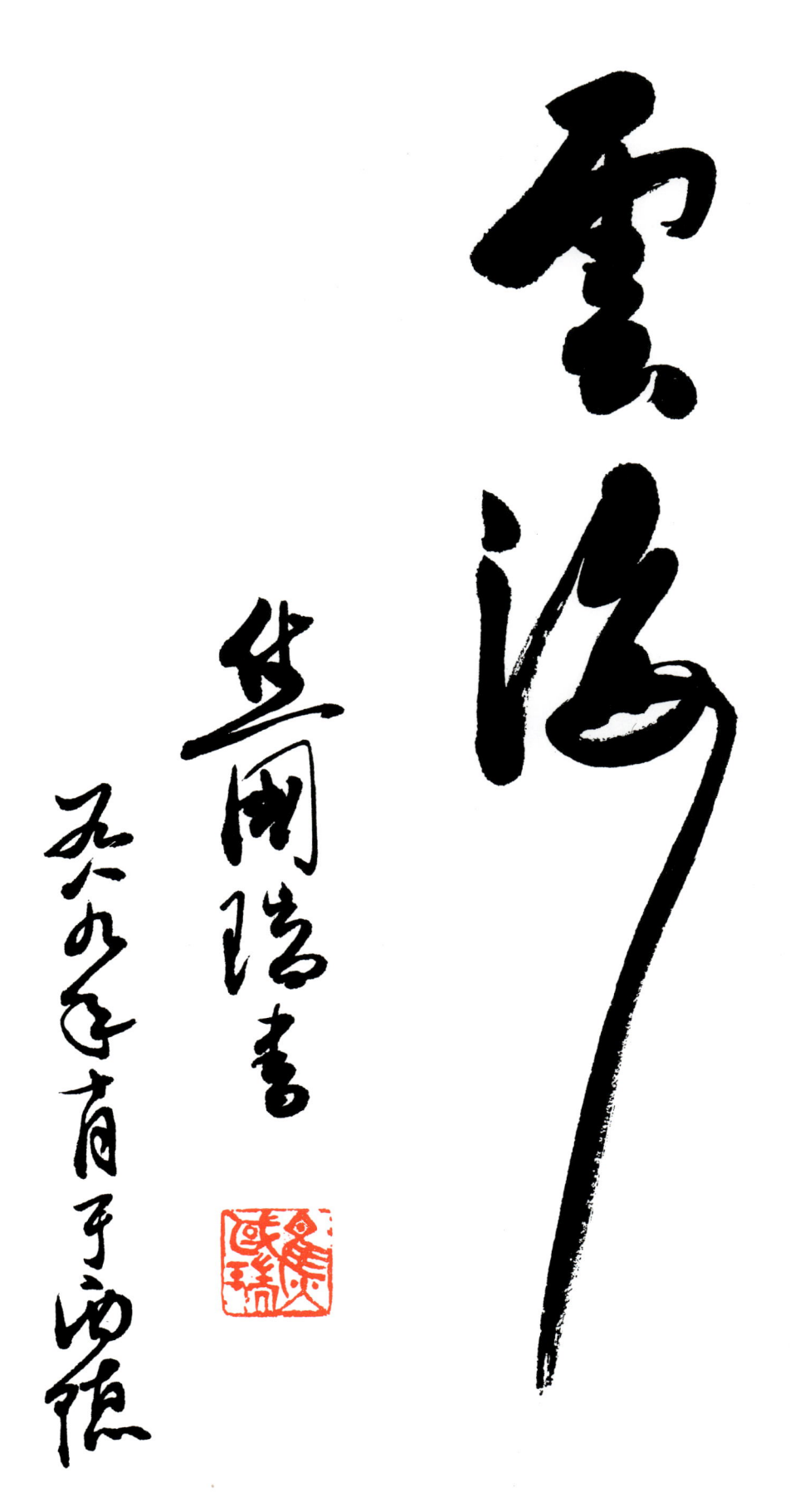

生間浩書

天の原有于由浪

Kranichtanz

鶴舞

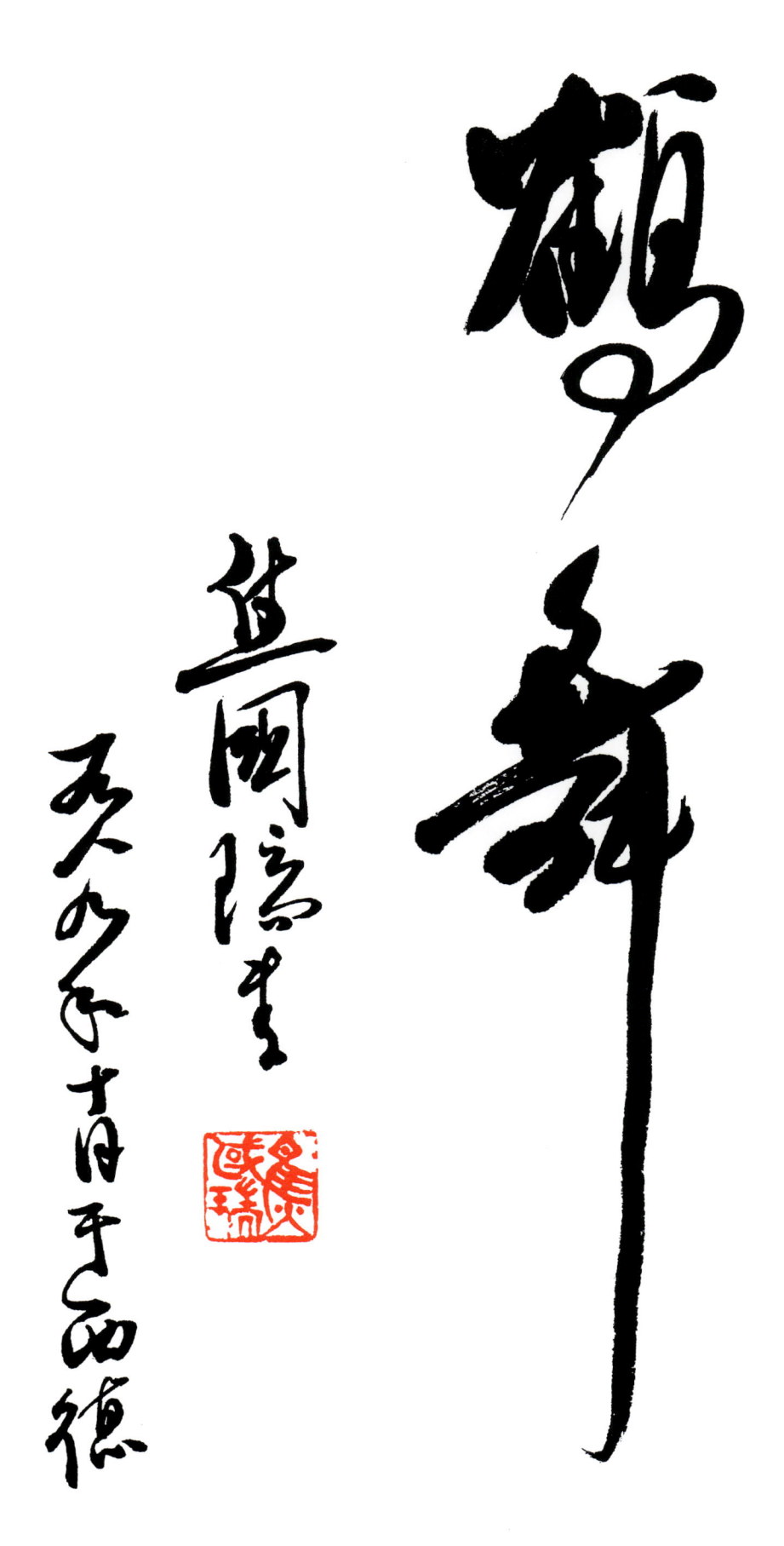

Das Rauschen der Kiefern

松濤

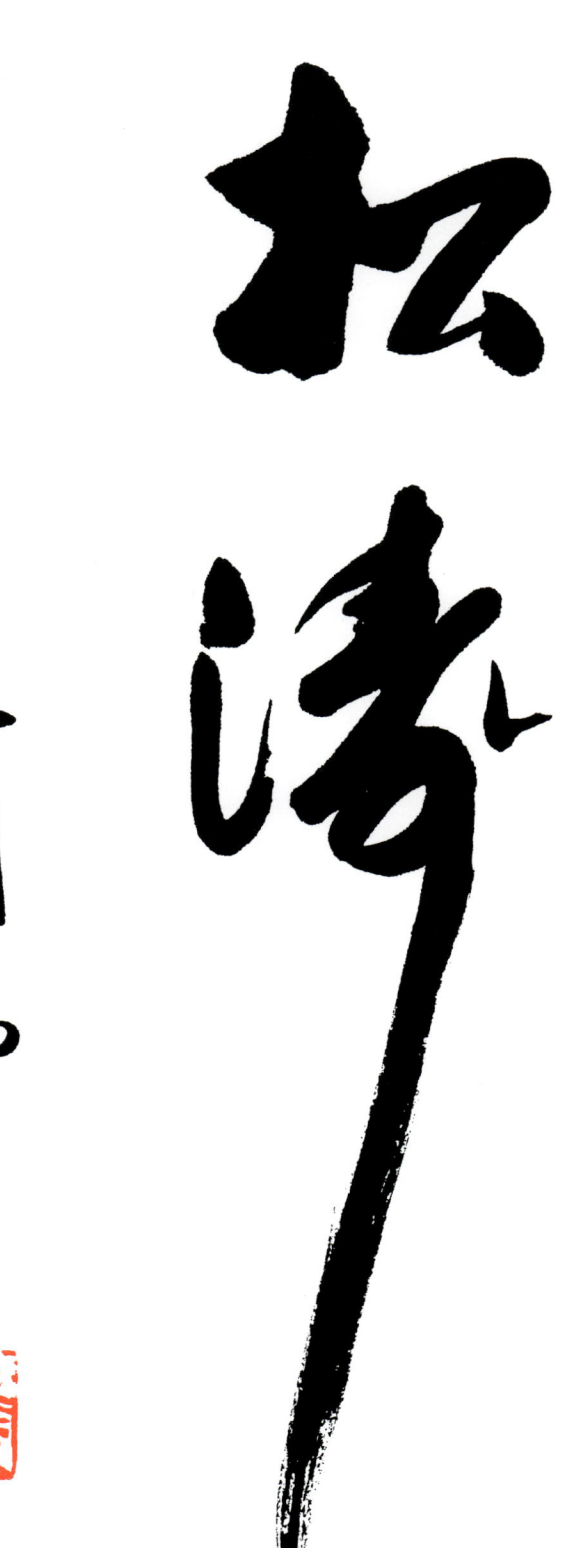

笠岡瑞隆書
丁巳年十月于西都

Bär

熊

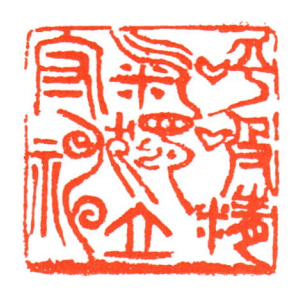

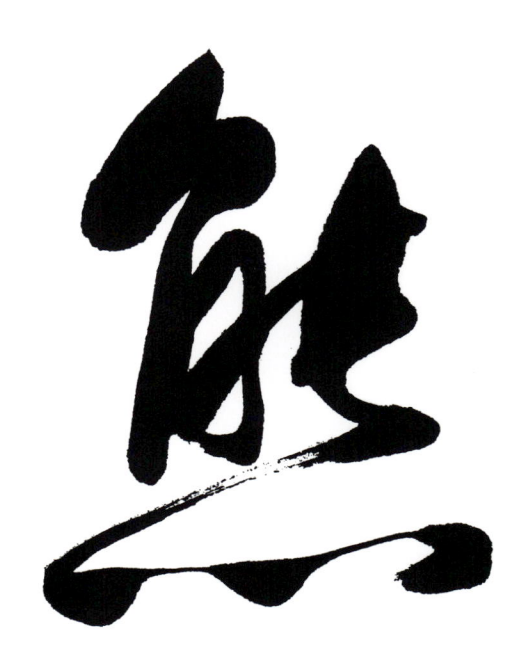

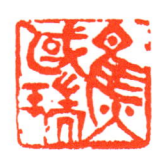

Kranich

鵩

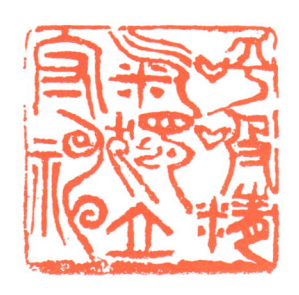

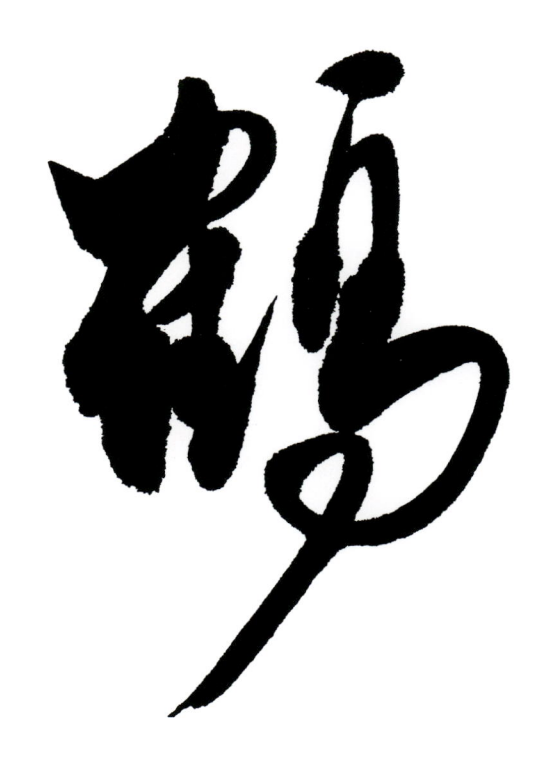

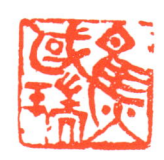

Tiger

免

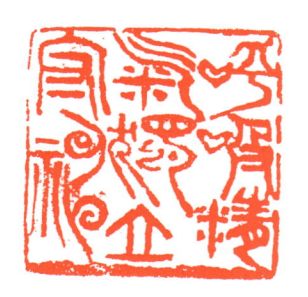

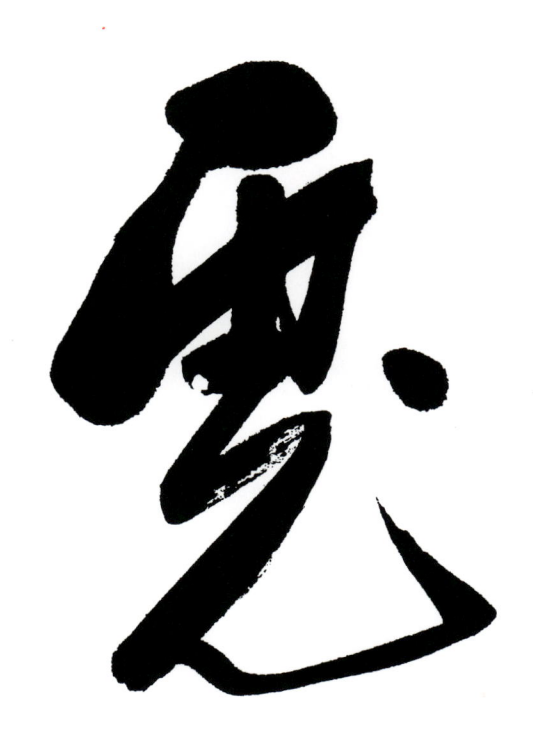

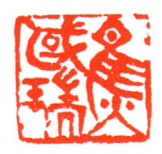

Hirsch

鹿

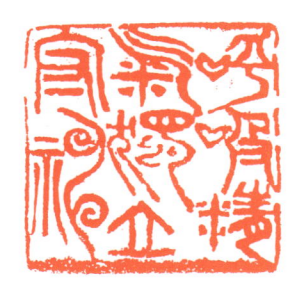

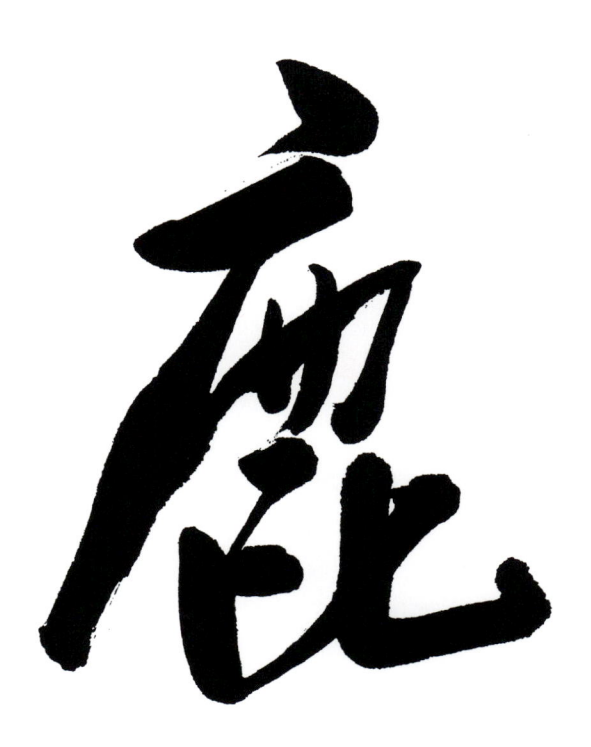

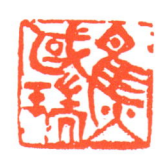

Affe

猿

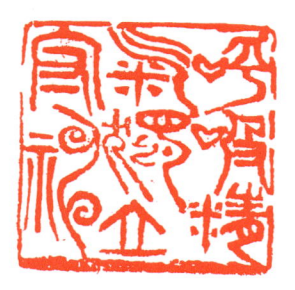

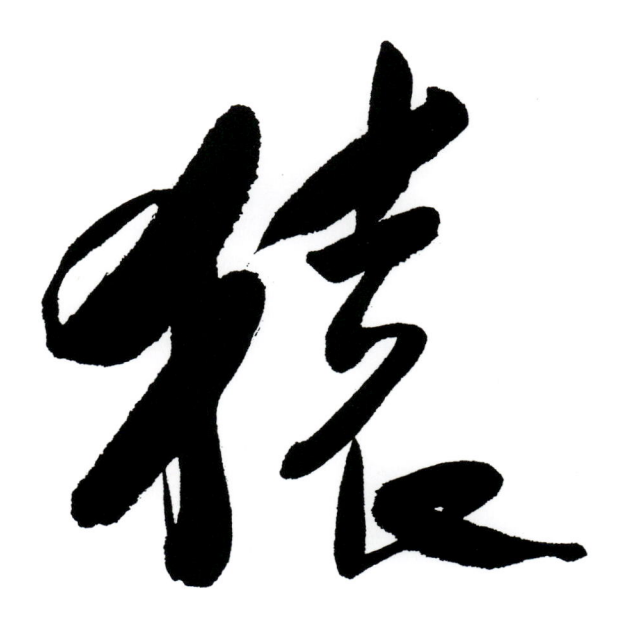

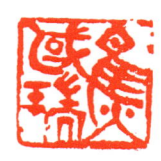

恬惔虛無，真氣從之，
精神內守，病安從來？

笠間鴻甫書
一九九七九月
于聯邦德國

Wenn man gelassen
und frei von
Wünschen ist,
dann folgt
das Wahre Qi,
wenn man den Geist
im Inneren bewahrt,
wie könnte da
Krankheit entstehen?

提挈天地，把握阴阳，呼吸精气，独立守神，肌肉若一。

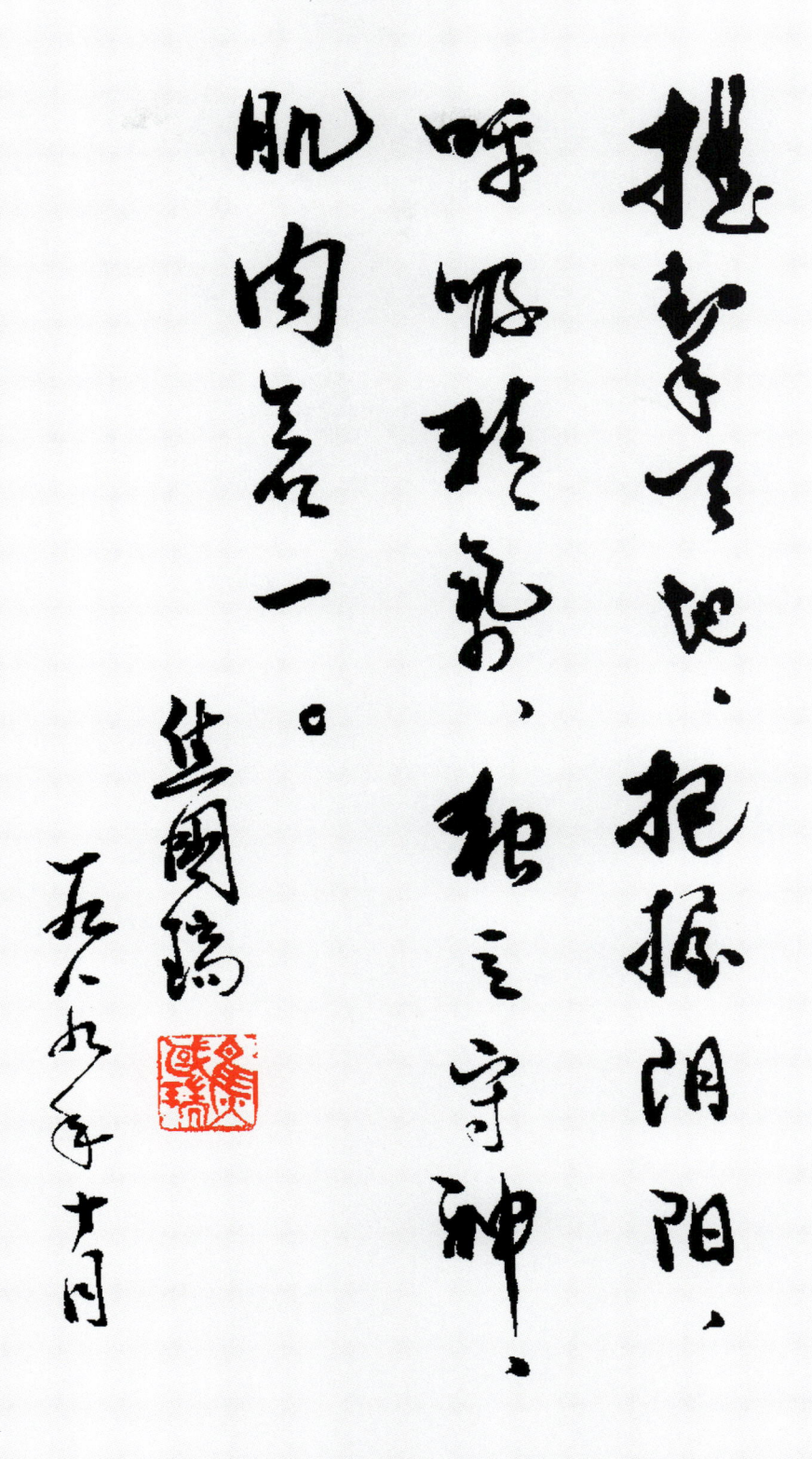

Im Altertum gab es große Meister. Himmel und Erde trugen sie in Händen, sie beherrschten Yin und Yang, im Einatmen und Ausatmen stärkten sie das essentielle Qi, ihren Geist bewahrten sie in Unabhängigkeit, ihre Gestalt bildete ein vollständiges Ganzes.

Wenn man sich bewegt, kann das mit der Nahrung aufgenommene Qi verbraucht werden, zirkulieren die pulsierenden Säfte ungehindert, und Krankheit kann nicht entstehen. Es ist dabei wie mit der Türangel, die niemals rostet. Hua Tuo

动摇刻杏乱则消，血脉流通，病不得生，譬犹户枢，终不朽也。（华佗）

昔瑞书 一九八九年九月 于联邦德国

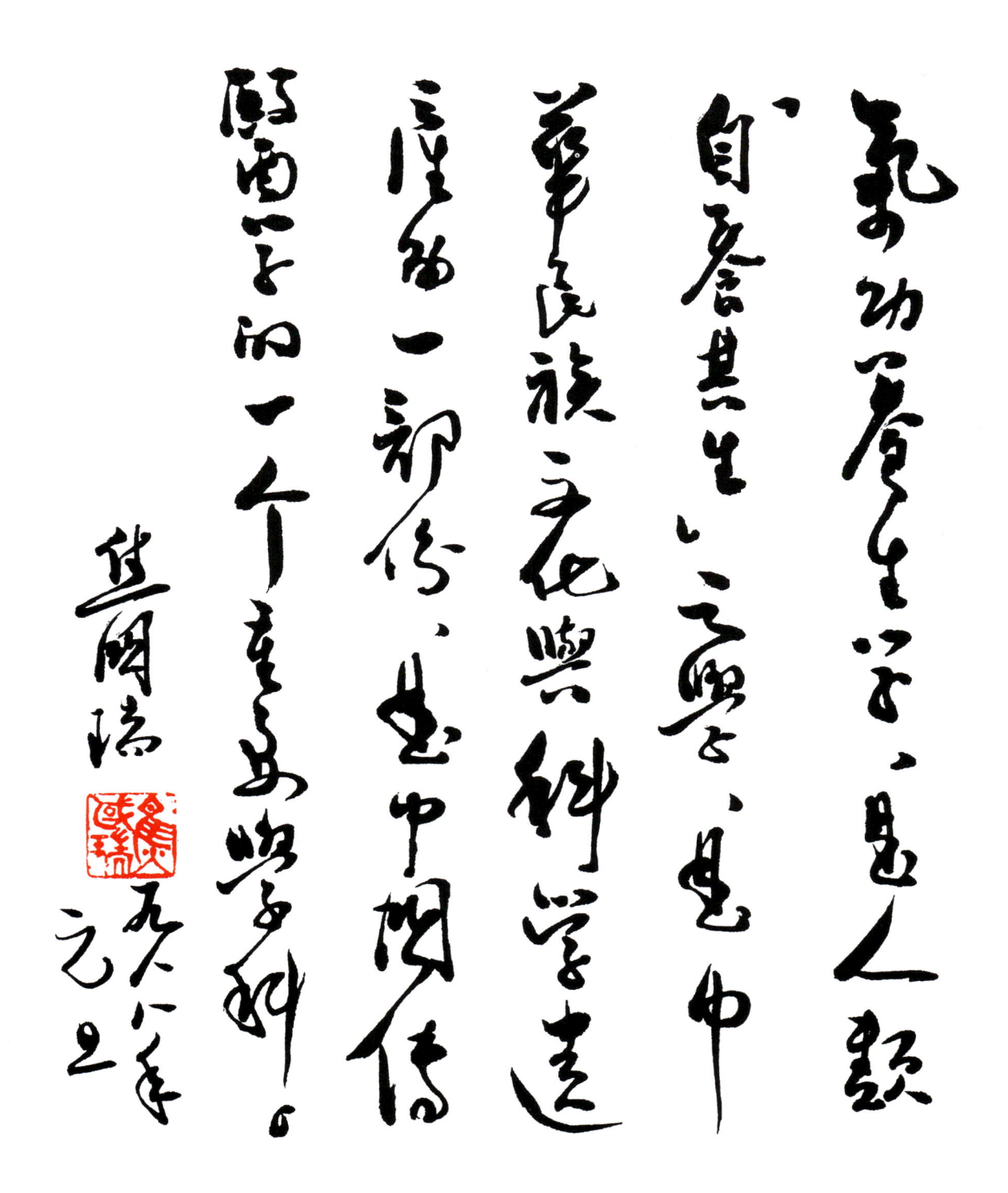

Die Lehre von Qigong Yangsheng ist die Lehre von der Pflege des Lebens durch eigene Übung. Es ist ein Teil des kulturellen und wissenschaftlichen Erbes des chinesischen Volkes und eine wichtige Fachrichtung der traditionellen chinesischen Medizin.

气功是一种锻炼，不仅是一种有效的保健医疗方法和技术，而且一门有效的科学和艺术。

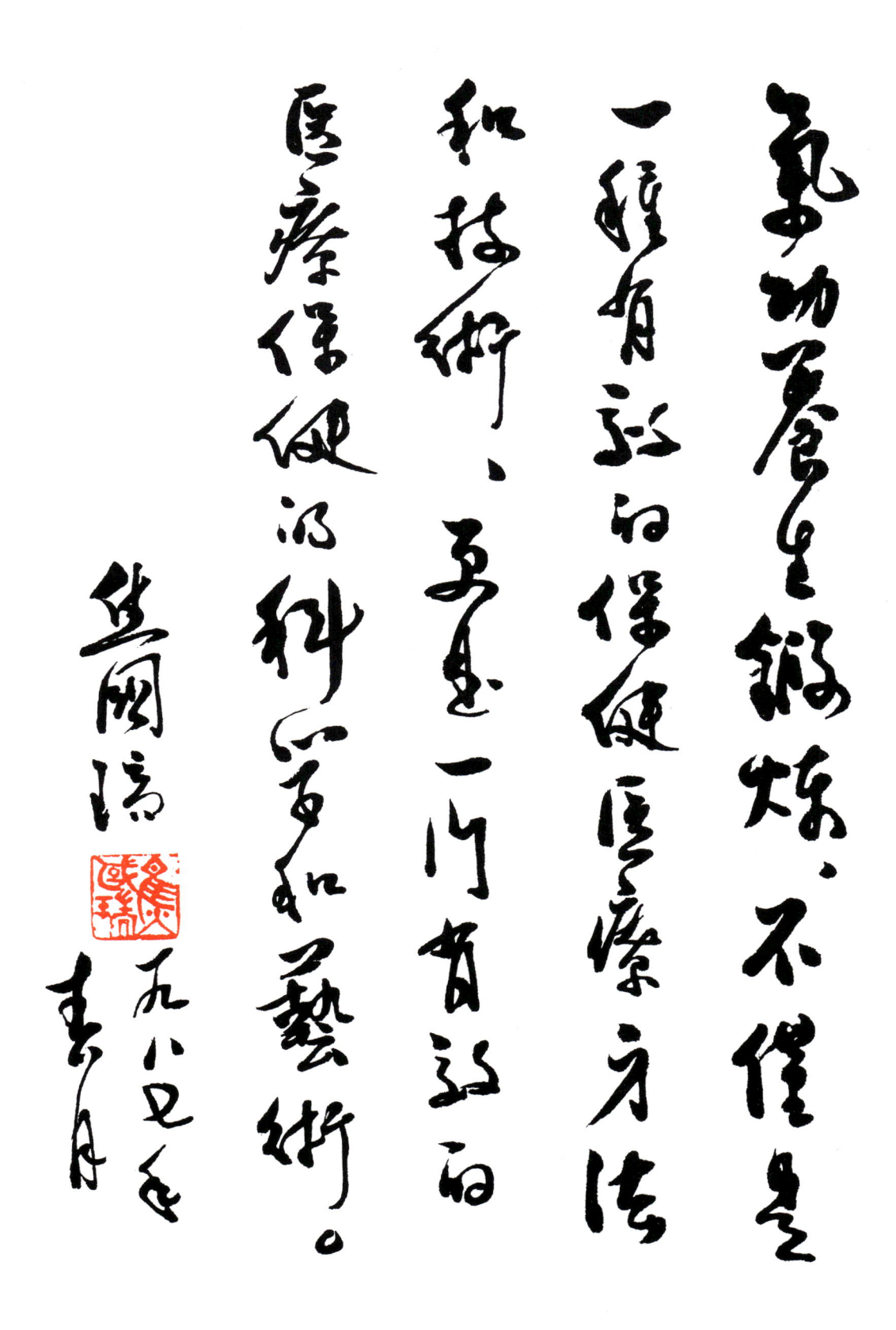

焦国瑞
一九八七年春月

Die Übungen des Qigong Yangsheng sind nicht nur eine wirksame gesundheitspflegende und therapeutische Methode und Technik, sondern auch ein Wissenschaftsgebiet und eine Kunst.

Qigong Yangsheng stellt einfache Übungsmethoden bereit, die leicht zu praktizieren sind. Wegen ihrer sichbaren Wirkungen wird es sich weit verbreiten. Seine gesellschaftliche Popularität, Internationalisierung und Modernisierung zeigt, daß es bereits zu einer Tendenz des Gesundheitsbedürfnisses der Menschheit geworden ist. In Zukunft wird es sich mit Sicherheit in alle Ecken und Enden der Welt ausbreiten. Es wird zum wichtigen Bestandteil der Sozialmedizin und der eigenen Gesundheitspflege und wird einen Beitrag zur Gesundheit der Menschheit leisten.

气功养生，源远流长，誉满著、寰，普及。因此，定向社会化、组织化、也成为人类健康事业的趋势。要将你向子所，向家家户户，成为社会医学、自我保健的重要内容，为人类健康作出贡献。

  张闻阳 八二年 于北京

氣功養生，法簡易行，
深入鑽研，理趣無窮。

蕭瑀
一九八八年元旦
于北京寓所

Qigong Yangsheng -
einfach ist seine Methode,
und leicht ist es
zu praktizieren.
Für den, der sich eingehend
damit beschäftigt,
hält es eine unerschöpfliche
Faszination bereit.

五行，一阴阳也；
阴阳，一动静也。

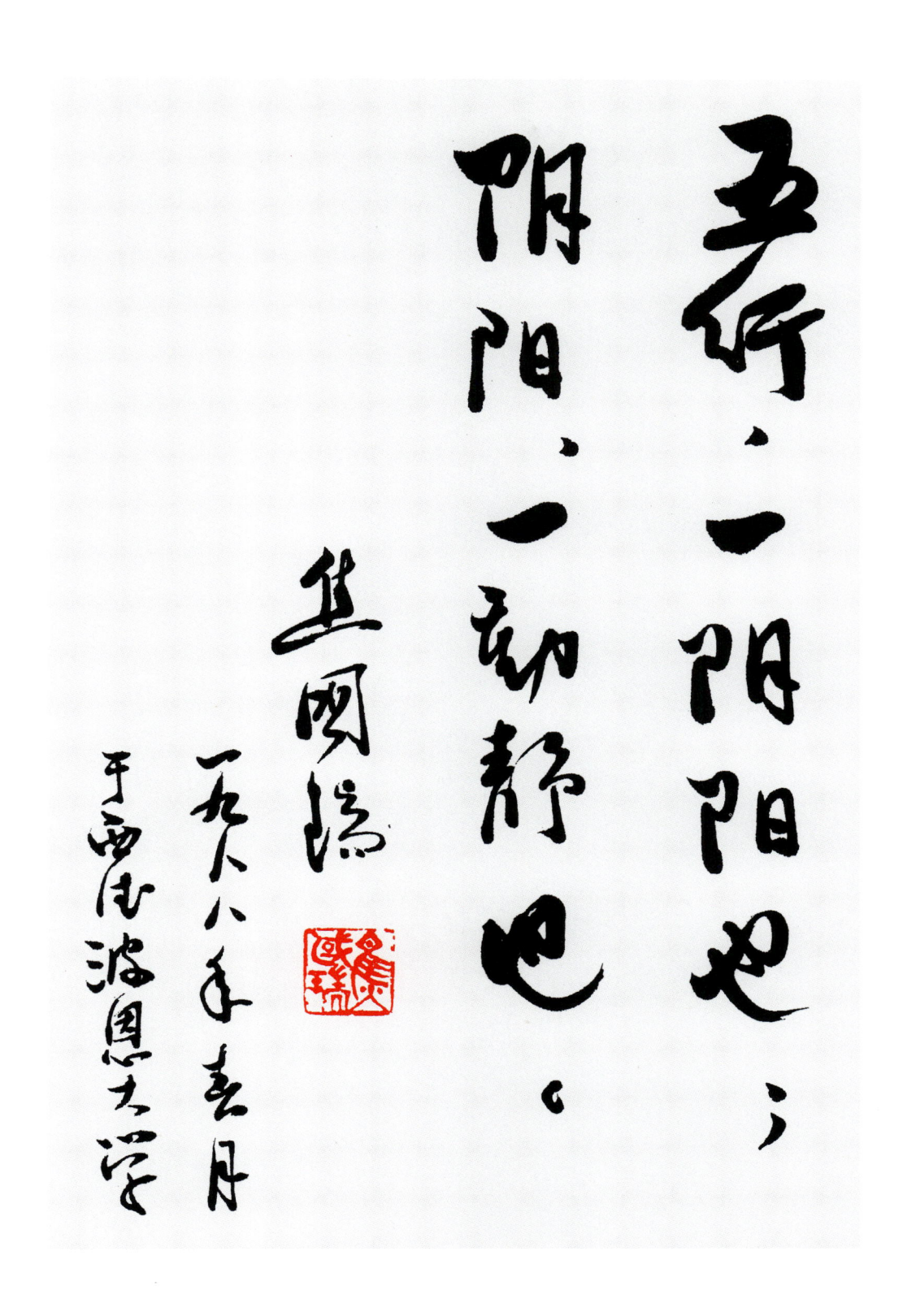

Die 5 Wandlungsphasen bedeuten Yin und Yang;
Yin und Yang bedeuten Bewegung und Ruhe.
(Zhou Qiyi, Sung-Dynastie)

Bewegung ist innere und äußere Bewegung,
Ruhe bedeutet Bewegung in der Ruhe.
Kein Ding ist im Universium,
welches sich nicht bewegt.

动之动，静之静，
宇宙万物，无物不动。

焦瑛

一九八八年夏月
于奔亥旦中做席中心

Beim Emporragen sucht man
nach dem Innehalten,
beim Ausdehnen sucht man
nach dem Zurückhalten.

挺拔中求涵蓄，
舒展中有收斂。

兰阁隶

二〇〇八年春月
南市书研究院

腹雖實而若虛，
氣雖充而若無。

Der Bauch bleibt zwar
in Fülle, aber er scheint
doch leer,
das Qi bleibt zwar
in üppigem Zustand,
aber es scheint auch als ob
kein Qi vorhanden wäre.

形者神之舍也，
精者气之宅也。
　　　华佗

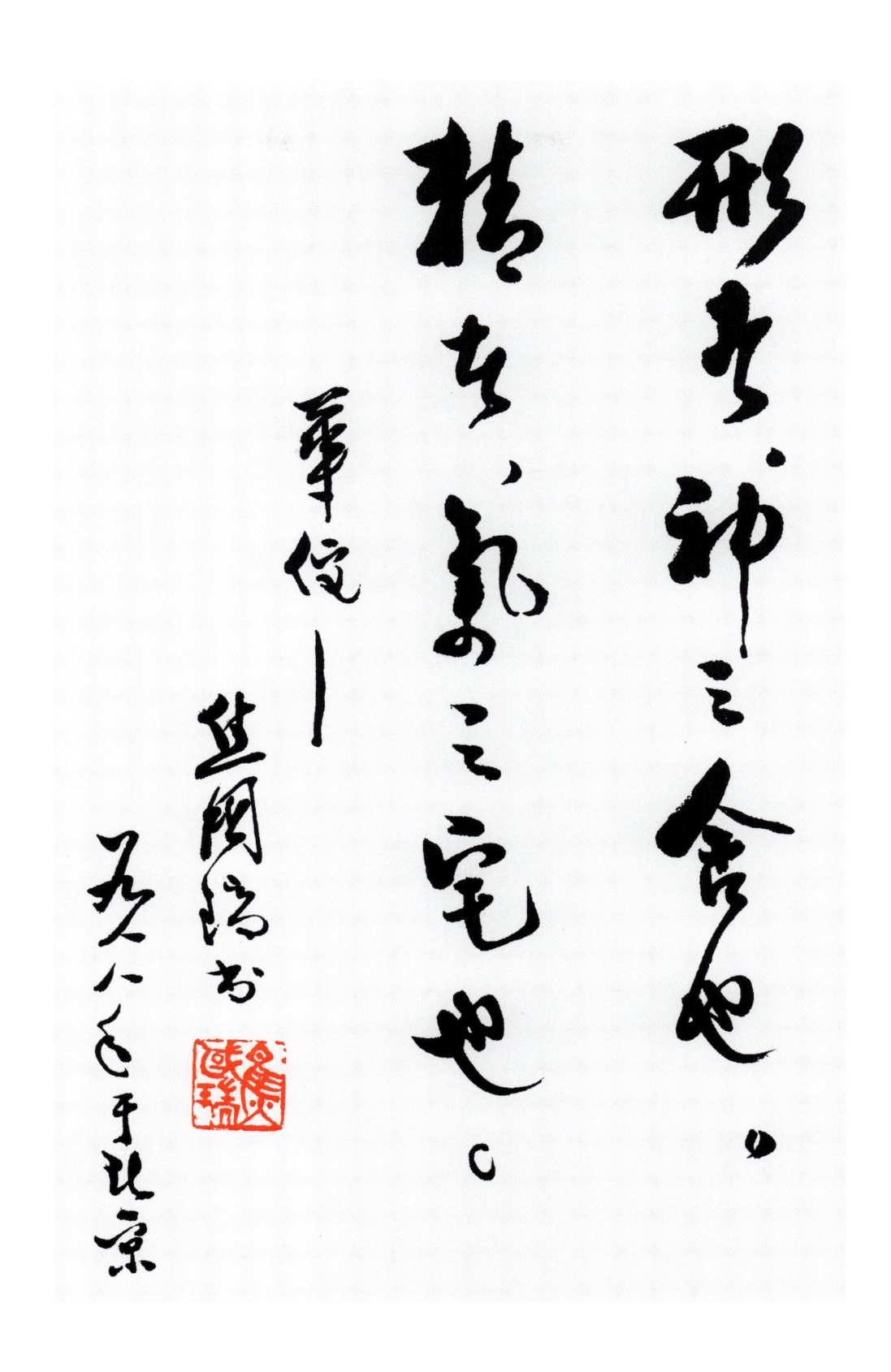

Der Körper ist das Zuhause des Geistes,
die Essenz ist die Heimat des Qi. Hua Tuo

Zwar ist es nichts, doch
scheint es vorhanden,
zwar ist es nur Vorstellung,
doch scheint es zu sein.

雖無若有
雖幻似真

笠國題
一九八八年夏日
于日本東京

Die Kraft zu führen ist wie das Ziehen
des Seidenfadens aus dem Kokon -
er bewegt sich sanft und stetig.

遵力吶抽絲
歸之動且柔

黃絹瑋書
一九九九月
于聯邦德國

Die Hände lösen sich nicht von der Vorstellung des Balles,
beim Stehen lösen wir uns nicht von der Vorstellung des Baumes,
der Körper löst sich nicht von der Vorstellung des Berges,
beim Gehen lösen wir uns nicht von der Vorstellung des Wassers.

道不離球藝,法不離樹藝,身不離山藝,走不離水藝。

立岡浩

一九八九年九月于南開再期中恭錄

Acht Kriterien
der Vertiefung

Ganzheit
Flexibilität
Stabilität
Harmonie
Richtigkeit
Synchronisation
Kontinuität
Rhythmus

整体性、灵活性、稳定性、协调性、唯确性、同步性、连贯性、节奏性。

盖国梁 一九九九年十月

良師引路、益友伴行、
途多錯路、勿入歧徑。

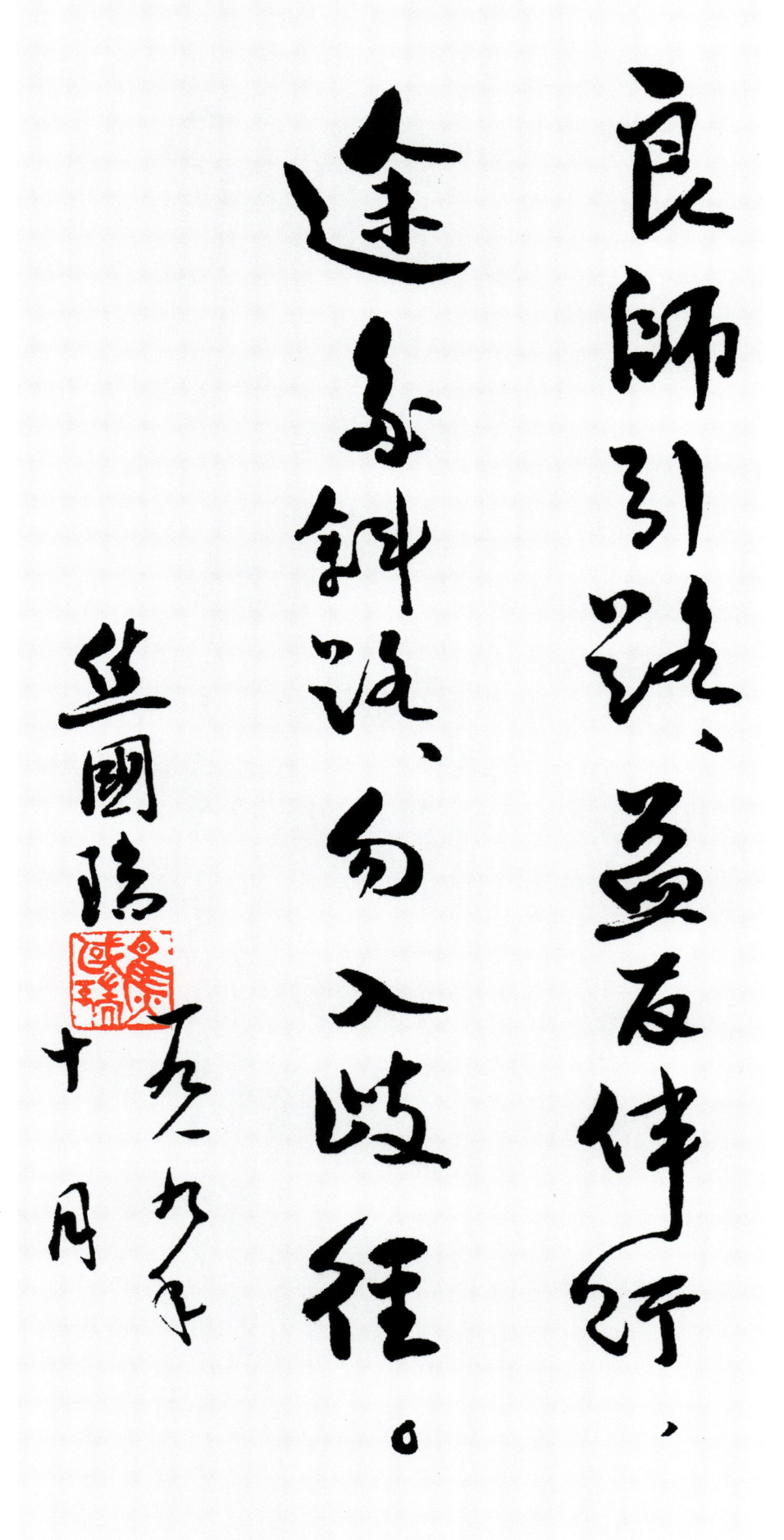

Ein guter Lehrer
führt auf dem Weg,
hilfreiche Freunde
sind die Begleiter,
zahlreich die Irrwege,
die zu betreten
es gilt zu vermeiden.

練習七三，源流有別，
上虛下實，培元為本。

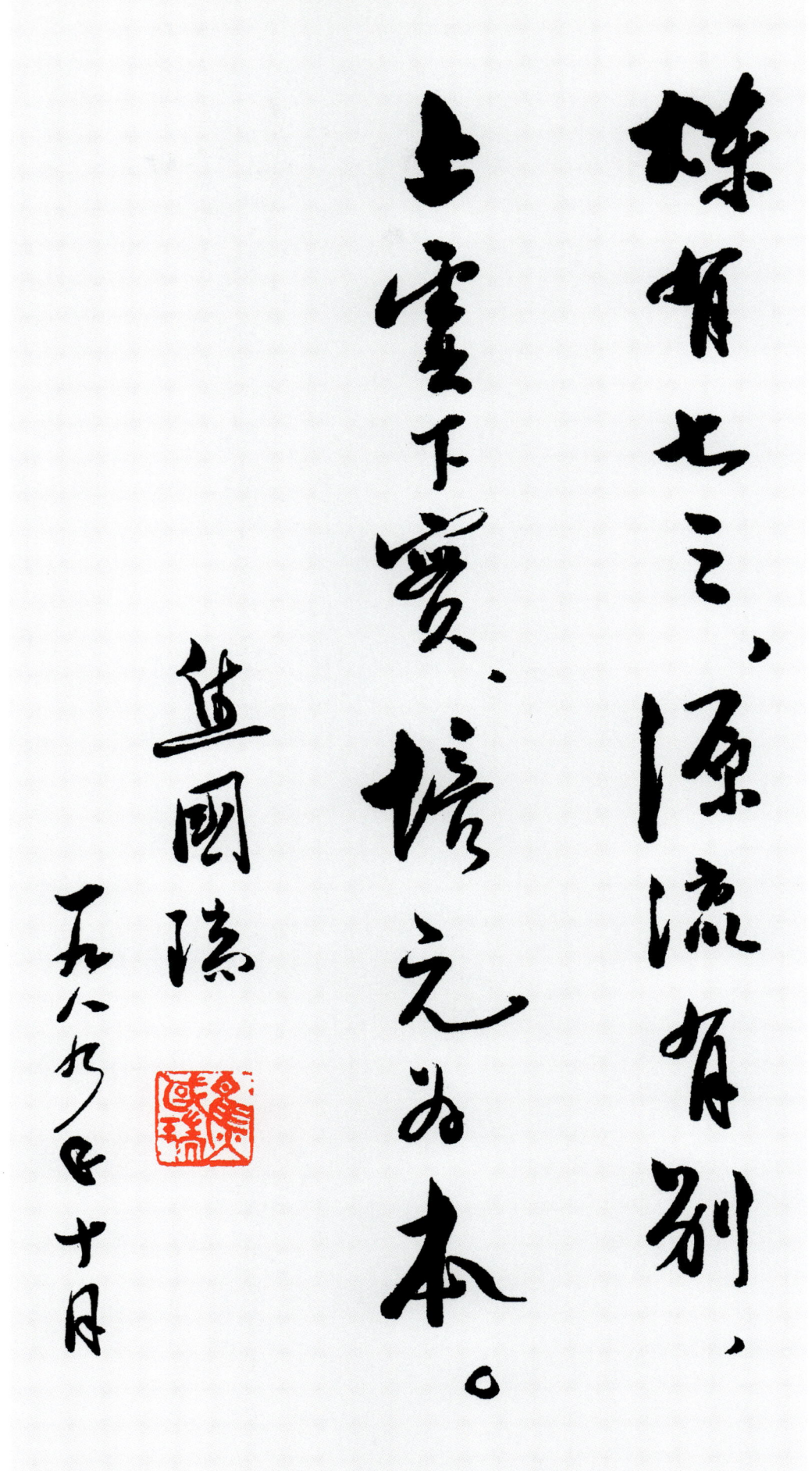

立國題
一九九七十月

Beim Üben gilt das Verhältnis sieben zu drei; Quelle und Lauf des Flusses unterscheiden sich, obere Leere und untere Fülle - das Kultivieren des Ursprungs-Qi bildet die Grundlage.

炼气容易，养气最难，
炼气容易，驭神最难。

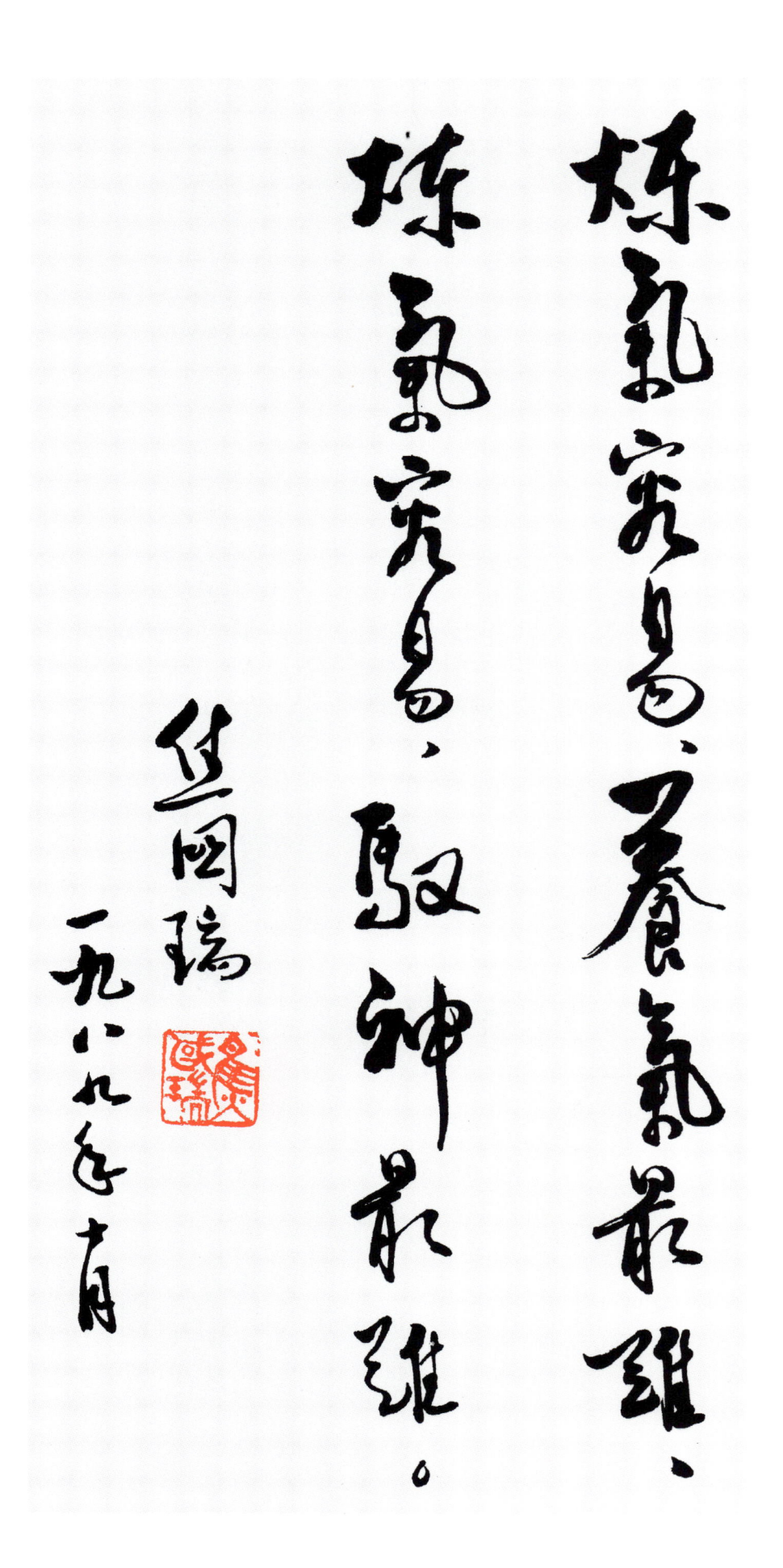

竹同瑞
一九九九年有

Einfach ist es,
das Qi zu üben,
doch schwierig,
es zu nähren;
einfach ist es,
das Qi zu üben,
doch schwierig, den
Geist zu beherrschen.

炼气容易，固气最难，
炼气容易，保精最难。

笠阴除
石禾冬十月

Einfach ist es,
das Qi zu üben,
doch schwierig,
es zu stabilisieren;
einfach ist es,
das Qi zu üben,
doch schwierig, die
Essenz zu bewahren.

Im Yin ist Yang,
im Yang ist Yin verborgen;
Yin und Yang aktivieren sich gegenseitig,
so entstehen Ruhe und Bewegung.

阴中隐阳，阳中隐阴，阴阳相召，动静乃生。

笠国璐

一九九年十月

Weiß man um ihren Wesenskern,
so lassen sie sich in einem Satz
zusammenfassen;
Erkennt man ihren Wesenskern nicht,
wird unermeßlich die Verwirrung sein.

知其要者,一言而终,
不知其要,流散无穷。

笠国瑞
无九年十月

氣功鍛煉，本在陰陽；
功法雖多，其理一焉。

並國 書

一九九年十月

Die Praxis
des Qigong
gründet in der
Beherrschung von
Yin und Yang,
Sind zahlreich
die Methoden,
gibt es doch ein
durchgängiges
Prinzip.

动之为阳，静之为阴；阴阳动静，炼功之本。

Bewegung ist dem Yang zugeordnet und Ruhe dem Yin; Yin und Yang, Ruhe und Bewegung sind die Gundlage des Übens.

Es gibt Regeln für die Übungen-in-Ruhe und Kernpunkte,
die es zu beachten gilt bei den Übungen-in-Bewegung,
Einfachheit zeichnet die Haltungen aus,
doch tiefgründig sind die ihnen zugrundeliegenden Prinzipien.

静有情别，动有马领，体势雄简，其理至深。

立问词
一九九九年十月

Himmel und Erde befehligen,
die Prinzipien von Yin und Yang beherrschen,
Bewegung und Ruhe entsprechen dem Dao,
dies wird das „Nähren der Lebenskraft" genannt.

提挈乃地，把握阴阳。动静有道，是谓养生。

老子语

一九八五年十月

Ein Meister der Konzeptschrift zu werden ist am schwersten,
Drache und Schlange wetteifern an der Pinselspitze,
die Güte der Schrift erkennt man am kleinsten Strich,
noch größere Vollkommenheit muß die Gesamterscheinung besitzen.

草书最为难，龙蛇竞笔端，豪情泛春辨，体势又须宽。

芝圃论

一九八八年春

Trainiert man Kampfkunst ohne Qi zu üben,
so fehlt ihr die Gundlage.

習武不練氣，功夫沒根底。

丘國隱

丙人年冬月

Ich übe das Spiel der 5 Tiere -
die 5 Tiere sind in meinem Herzen.

戲演子禽戲
五禽在戲心

芝圃臨書
乙丑年首于沈鱼士明

Wenn Banqiao Bambus malt,
trägt er den Bambus schon fertig im Herzen.

板橋作画，胸有成竹。

兰国儒

一九九年九月
于波恩大学

Chinesischer Text mit Pinyin-Umschrift

14 松之一
Sōng zhī yī,

黄山松，石为母，云为乳，
Huángshān sōng, shí wéi mǔ, yún wéi rǔ,

雨露育灵根，净洁不知土。
Yǔlù yù línggēn, jìngjié bù zhī tǔ.

15 松之二
Sōng zhī èr,

黄山松，星作伴，月为友，
Huángshān sōng, xīng zuò bàn, yuè wéi yǒu,

挺秀凌空立，雄姿傲千古。
Tǐng xiù líng kōng lì, xióngzī ào qiāngǔ.

16 松之三
Sōng zhī sān,

黄山松，气势大，体态美，
Huángshān sōng, qìshì dà, tǐtài měi,

有内在的力，有外在的秀。
Yǒu nèizàide lì, yǒu wàizàide xiù.

17 松之四
Sōng zhī sì,

黄山松，脚踏山，头顶天，
Huángshān sōng, jiǎo tà shān, tóu dǐng tiān,

意志比石坚，气势贯宇宙。
Yìzhì bǐ shí jiān, qìshì guàn yǔzhòu.

19 一法不成，百法不立。
Yī fǎ bù chéng, bǎi fǎ bú lì.

20 气功养生，却病延年。
Qìgōng yǎngshēng, què bìng yán nián.

21 气功养生，福泽万邦。
Qìgōng yǎngshēng, fú zé wànbāng.

22 气功养生，造福人类。
Qìgōng yǎngshēng, zào fú rénlèi.

23 养吾浩然之气，却病延年。
Yǎng wú hàorán zhī qī, què bìng yán nián.

25 寿。
Shòu.

27 静。
Jìng.

29 松。
Sōng.

31 铁杵磨绣鍼，全凭功夫深。
Tiěchǔ mó xiùzhēn, quán píng gōngfū shēn.

32 精气神。
Jīng qì shén.

33 虎戏
Hǔxì

虎象威猛兽中王，
Hǔxiàng wēiměng shòuzhōngwáng,

外刚内柔柔中刚，
Wài gāng nèi róu róu zhōng gāng,

动似飙风静如月，
Dòng sī biāofēng jìng rú yuè,

扑按搏斗体力强。
Pū àn bó dòu tǐlì qiáng.

34 鹿戏
Lùxì

鹿体舒展意要松，
Lùtǐ shūzhǎn yì yào sōng,

切勿拘束勉强行，
Qièwù jūshù miǎnqiáng xíng,

探身蹬跳又回首，
Tàn shēn dèng tiào yòu huí shǒu,

气运尾闾炼在筋。
Qìyùn wěilǘ liàn zài jīn.

35 熊戏
Xióngxì

熊体外笨内自灵，
Xióngtǐ wài bèn nèi zì líng,

浑憨沉稳重中轻，
Húnhān chénwěn zhòng zhōng qīng,

撼运抗靠力在膀，
Hàn yùn kàng kào lì zài bǎng,

气沉丹田守中宫。
Qì chén dāntián shǒu zhōnggōng.

36 猿戏
Yuánxì

猿性善动动中静，
Yuánxìng shàn dòng dòng zhōng jìng,

若闪若电体轻灵，
Ruò shǎn ruò diàn tǐ qīng líng.

看牠一身无定势，
Kàn tā yìshēn wú dìngshì,

摘桃献果多机警。
Zhāi táo xiàn guǒ duō jī jǐng.

37 鹤戏
Hèxì

鹤体飘飘立如松，
Hètǐ piāopiāo lì rú sōng,

意如飞翔在云层，
Yì rú fēixiáng zài yúncéng,

亮翅落雁独立势
Liàng chì luò yàn dúlì shì

气息升降意要轻。
Qìxi shēngjiàng yì yào qīng.

39 形似奔涛戏浪，
Xíng sì bēntāo xìlàng,

意如翱翔四海。
Yì rú áoxiáng sìhǎi.

41 站如松，坐如钟，
Zhàn rú sōng, zuò rú zhōng,

卧如弓，走如风。
Wò rú gōng, zǒu rú fēng.

43 稳如山。
Wěn rú shān.

45 静如月。
Jìng rú yuè.

46 不求不得，求而不得，
Bù qiú bù dé, qiú ér bù dé,

不求而得，不中有有。
Bù qiú ér dé, bù zhōng yǒu yǒu.

47 苦练，深思，顿悟，总结。
Kǔliàn, shēnsī, dùnwù, zǒngjié.

49 稳静如山，挺拔似树。
Wěnjìng rú shān, tǐngbá sì shù.

51 神情如白云之悠然自得，
Shénqíng rú báiyún zhī yōurán zìdé,

心境似大海之透明广阔。
Xīnjìng sì dàhǎi zhī tòumíng guǎngkuò.

53 假借之力，虽无若有。
Jiǎjiè zhī lì, suī wú ruò yǒu.

抽象意境，本自物生。
Chōuxiàng yìjìng, běn zì wù shēng.

55 云海。　57 鹤舞。
Yúnhǎi.　　Hèwǔ.

59 松涛。
Sōngtāo.

61 熊。　　63 鹤。
Xióng.　　Hè.

65 虎。　　67 鹿。
Hǔ.　　　Lù.

69 猿。
Yuán.

70 恬淡虚无，真气从之，
Tiándàn xūwú, zhēnqì cóng zhī,

精神内守，病安从来？
Jīngshén nèishǒu, bìng ān cóng lái?

71 提挈天地，把握阴阳，
Tíqiè diāndì, bǎwò yīnyáng,

呼吸精气，独立守神，
Hūxī jīngqì, dúlì shǒu shén,

肌肉若一。
Jīròu ruòyī.

73 动摇则谷气得消,
Dòngyáo zé gǔqì dé xiāo,

血脉流通,病不得生,
Xuěmài liútōng, bìng bùdé shēng,

譬犹户枢,终不朽也。华佗
Pìyóu hùshū, zhōng bù xiǔ yě. Huà Tuó.

74 气功养生学,
Qìgōng yǎngshēng xué,

是人类"自养其生"之学,
Shì rénlèi "zì yǎng qí shēng" zhī xué,

是中华民族文化与科学遗产
Shì zhōnghuá mínzú wénhuà yǔ kēxué yíchǎn

的一部分,
De yí bùfèn,

是中国传统医学
Shì zhōngguó chuántǒng yīxué

的一个重要学科。
De yíge zhòngyào xuékē.

75 气功养生锻炼,
Qìgōng yǎngshēng duànliàn,

不仅是一种有效的保健医疗
Bùjǐn shì yìzhǒng yǒuxiàode bǎojiàn yīliáo

方法和技术,更是一种有效
Fāngfǎ hé jìshù, gèngshì yìzhǒng yǒuxiào

的保健医疗的科学和艺术。
De bǎojiàn yīliáo de kēxué hé yìshù.

77 气功养生,法简易行,
Qìgōng yǎngshēng, fǎ jiǎn yì xíng,

效果显著,容易普及。
Xiàoguǒ xiǎnzhù, róngyì pǔjí.

因此,它的社会化、世界化
Yīncǐ, tāde shèhuìhuà, shìjièhuà

和现代化,已成为人类健康
Hé xiàndàihuà, yǐ chéngwéi rénlèi jiànkāng

需要的趋势,必将传向五洲
Xūyào de qūshì, bìjiāng chuánxiàng wǔzhōu

四海,走向千家万户,
Sìhǎi, zǒuxiàng qiānjiā wànhù,

成为社会医学、自我保健的
Chéngwéi shèhuì yīxué, zìwǒ bǎojiàn de

重要内容,为人类健康作出
Zhòngyào nèiróng, wèi rénlèi jiànkāng zuòchū

贡献。
Gòngxiàn.

78 气功养生,法简易行,
Qìgōng yǎngshēng, fǎ jiǎn yì xíng,

深入钻研,理趣无穷。
Shēnrù zuānyán, lǐqù wúqióng.

79 五行,一阴阳也;
Wǔxíng, yì yīnyáng yě;

阴阳,一动静也。
Yīnyáng, yí dòngjìng yě.

81 动者动动,静者静动,
Dòngzhě dòngdòng, jìngzhě jìngdòng,

宇宙万物,无物不动。
Yǔzhòu wànwù, wúwù búdòng.

83 挺拔中求涵蓄,
Tǐngbá zhōng qiú hánxù,

舒展中有收敛。
Shūzhǎn zhōng yǒu shōuliàn.

84 腹虽实而若虚,
Fù suī shí ér ruò xū,

气虽充而若无。
Qì suī chōng ér ruò wú.

85 形者,神之舍也。
Xíngzhě, shén zhī shè yě.

精者,气之宅也。华佗
Jīngzhě, qì zhī zhái yě. Huà Tuó.

87 虽无若有,虽幻似真。
Suī wú ruò yǒu, suī huàn sì zhēn.

89 运力如抽丝,绵绵动且柔。
Yùn lì rú chōu sī, mián mián dòng qiě róu.

91　手不离球意，站不离树意，
　　身不离山意，走不离水意。

93　整体性，灵活性，稳定性，
　　协调性，准确性，同步性，
　　连贯性，节奏性。

94　良师引路，益友伴行，
　　途多斜路，勿入歧径。

95　炼有七三，源流有别，
　　上虚下实，培元为本。

96　炼气容易，养气最难；
　　炼气容易，驭神最难。

97　炼气容易，固气最难；
　　炼气容易，保精最难。

99　阴中隐阳，阳中隐阴；
　　阴阳相召，动静乃生。

101　知其要者，一言而终，
　　不知其要，流散无穷。

102　气功锻炼，本在阴阳；
　　功法虽多，其理一焉。

103　动者为阳，静者为阴；
　　阴阳动静，炼功之本。

105　静有法则，动有要领，
　　体势虽简，其理至深。

107　提挈天地，把握阴阳。
　　动静有道，是谓养生。

109　草圣最为艰，龙蛇竞笔端，
　　毫釐须当辩，体势更须完。

111　习武不炼气，功夫没根底。

113　我炼五禽戏，五禽在我心。

115　板桥作画，胸有成竹。